저자소개

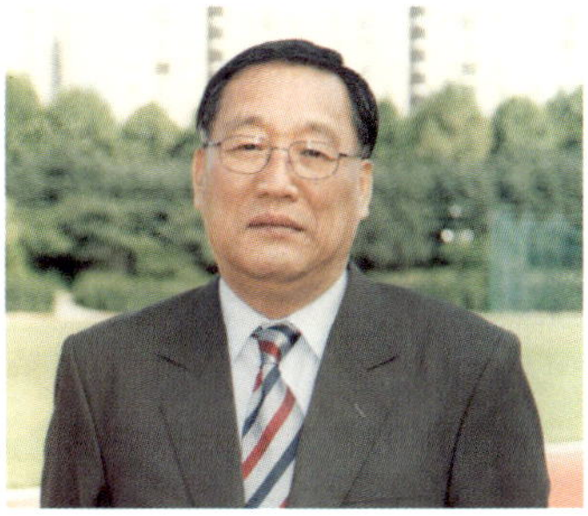

성 동 진 (成 東 鎭)

학력

· 국립 공주사범대학 체육교육학과 졸업
· 일본체육대학 운동처방실 연구원
· 일본체육대학원 체육연구과 운동처방전공, 석사
· 일본 와까야마 의과대학 의학박사

대표적 연구사업

· 한국복싱선수의 경기력 향상을 위한 개인운동처방
(대한유도대학, 대한아마 추어 복싱연맹 연구비 지원) 1984년
· 한강시민공원 스포츠교실의 생활체육활동에 관한 프로젝트 보고서
서울 7개 지구 생활체육활동 참가주민대상
(서울특별시 시민생활국 생활체육과) 1992년
· 국민건강증진을 위한 운동능력평가 기준표개발
(보건복지부 국민건강증진기금사업) 2000년
· 국민건강증진을 위한 운동지침서
(보건복지부 국민건강증진기금사업) 2001년
· 성인병 예방 관리를 위한 운동지침서
(보건복지부 국민건강증진기금사업) 2002년
· 헬스운동지침서
(보건복지부 국민건강증진기금사업) 2003년

대표적 연구논문

· 사회체육에 의한 운동처방에 관한 연구
(테니스교실, 기업에서의 체조교실, 고령자의 건강교실)
일본체육대학 대학원 1984년
· Rat의 산화수사단백질과 항산화효소에 의한 일과성운동과 트레이닝의 영향
(Oxydative modification protein and antioxidant enzymes respones to exercise training and a single bout of exercise in rat J. Wakayma Med. Soc., 46(1) 19-26) 1994년
· 한일 공동연구 대표적 논문
대학남자 경기자에 의한 ACTN3 유전자 다형별 체력적 특징에 관한 검토.
(An Investigation into Physical Characteristics of Collegiate Male Athletes in Case of Distinction According to α-ACTN-3(ACTN3) Gene Polymorphism.
일본체력의학회지 황인관 공동연구 2009, 2010년

국내외 특허출원

· 의장등록 제 121021호 특허청장 1991년 10월 24일
· 국제특허 출원번호 10-2008-0112357 2008년 11월 12일

대표적 집필

· 운동처방론 (고려의학) 2005년
· 비만운동처방론 (고려의학) 2009년

학회활동

· 한국운동지도학회 창설 주역
· 일본체력의학회 정회원

현재

· 한국체육대학교 운동처방실 교수
· 사단법인 한국운동지도협회 회장

Co-medical

관계자를 위한

운 동 처 방
운동지도안

MANUAL

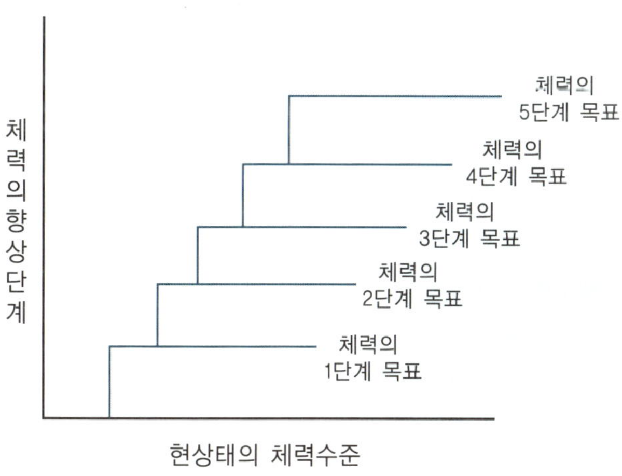

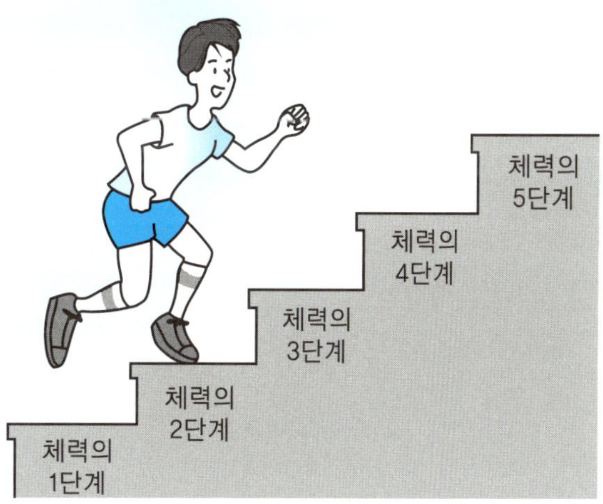

사단법인 한국운동지도협회
교육위원회

머 리 말

본서를 출판하면서

1. 운동처방학문적 근거

문헌상 "운동처방"이란 학문은 1960년대 일본동경대학의 이가이 미찌오 박사가 운동처방이란 단어를 사용하여 연구논문의 제목으로 사용하면서 운동처방시스템을 개발 보급한 이후 1965년 WHO에서 정식으로 운동처방이란 단어를 인정하였다. 그러나 서양에서는 운동처방이란 학문을 의학적, 과학적인 기초를 마련한 것은 영국의 생화학자인 Krebs, Hams Adolf가 순환과정의 회로를 발견한 그 이후이다. Krebs이론성에 1933년 Margaria는 이 순환회로를 비젖산기구, 젖산기구, 유산소성기구로 나누었으며 1966년에는 이 각 기구마다의 에너지공급 용량과 에너지 생산속도를 연구한 결과를 토대로 1978년에 스포츠과학과 운동처방에 응용 할 수 있는 이론성을 확립하였다.

저자는 margaria이론을 근거로 1983년에 86, 88서울 올림픽 이후 사회현상과 학문에 변화를 예측하여 운동생리학 가운데에서 에너지 대사 부분을 "스포츠영양학"으로 트레이닝의 원리와 방법을 운동처방이란 학문으로 분가시켰다. 운동생리학을 기초로 서울올림픽 경기력 향상을 위하여 저자는 일본체육대학 운동처방실 호리아끼라 교수의 후원과 대한아마추어 복싱연맹에 연구비 지원을 받아 서울올림픽 국가대표팀 이하 한국의 우수 Boxer 159명의 체력을 분석하여 그 Data와 Margaria이론을 근거로 우리나라에서 최초로 "한국 Boxing 선수의 경기력향상을 위한 개인운동처방"이란 연구보고서를 1984년 12월에 출판하여 오늘날 한국에서의 운동처방이란 학문이 출발하게 되어 오늘에 이르렀다.

30여년이 지난 오늘날 한국사회가 지금 왜 운동처방이란 학문과 새로운 제도가 필요한가?

2. 사회 현상

오늘날 한국사회는 고도산업사회로 인한 영양과다와 만성적 운동부족으로 인하여 어린이로부터 노인에 이르기까지 건강상 여러 가지 문제점이 나타나고 있는 실정이다. 특히 노인들의 건강과 체력이 신체활동과 운동부족으로 인한 신체적 의존형(Physically Dependent) 문제는 개인이나 가정, 국가적 문제로 대두되어 보건복지부에서 2008년 7월 1일자로 "노인요양보호사제도"가 확립되었다. 그동안 정부에서의 우리나라 건강에 관련된 연구결과들은 노인들 가운데에 90.7%가 만성적질환을 가지고 있으며 일상생활에서 도움이 필요한 노인의 비율이 17.8%로 나타났다. 이러한 현상은 점차로 증가되고 있는 추세에서 노인들에 건강과 체력을 현재 상태에서 그냥 대책 없이 방치한다면 장차 국가적으로는 큰 문제를 야기 될 수 있기 때문에 예방의학적 차원에서 운동처방의 학문과 새로운 제도가 오늘날 필요하다고 생각된다.

3. 본서 내용

현재 대다수의 국민들 가운데에서는 만성적운동부족(Chronic Hypokinetics)으로 인한 운동부족병(Hypokintic Disease)에서 오는 건강관련 최근에 연구결과에서 "우리나라의 국민건강이슈 10가지"로 정리하여 발표하였다. 노인의 건강과 체력에 대한 신체적 의존형의 예방과 만성적 운동부족을 해소하기 위한 목적과 국민들의 의료비 절감 등을 목표로 안전하게 신체활동과 운동을 실현시키는데 참고자료를 제공하기 위하여 본서를 출판하게 되었다. 본서의 내용을 총 4장으로 나누어서 정리하여

제1장. 운동처방, 운동지도에 관한 정의와 용어해설과 기본적 이론.

제2장. 운동처방(지도)정의에 따른 운동처방(지도)시스템에 의거 제1항목에서 제4항목까지의 기본적인 이론과 각 항목에 따른 역할과 기능.

제3장. 운동능력(체력)검사를 실시하여 일반운동지도안 작성 (예)을 기술.

제4장. 운동부하검사를 기초로 질환별운동처방(지도)을 크게 정형외과적 입장과 심장내과 혈관계로 나누어 각 질환에 따른 운동처방(지도)안의 예를 기술.

인간은 이 세상에 태어나고 세상을 살아가면서 일생동안에 나이가 아무리 들어가도 사망

하기 전까지는 일상생활을 영위 할 수 있는 체력의 유지 즉, Active aging (Successful aging) 이 중요하다. 한 가정에서 한 사람이 "신체적 의존형"이 있다고 가정한다면 개인은 물론 사회적, 국가적으로 특히 가정적으로는 경제적, 정신적으로 엄청난 고통이 아닐 수가 없다. 오늘날 안전한 "신체활동과 운동"은 예방 의학적 차원에서 만성적 운동부족을 해소하여 국민건강증진을 위한 하나의 방법으로서 운동은 좋은 점과 문제가 될 수 있는 양면성이 있다. 그렇기 때문에 운동처방, 운동지도란 학문과 정부의 제도하에서 의학적, 과학적인 준거에 의하여 국민의 운동실천율을 높이기 위하여 그동안 정부에서는 신체활동과 운동에 관련하여 우리나라에서 최초로 법을 제정한 것은 1995년 국민건강증진법이다.

4. 법적 · 제도적 근거

국민건강증진법에서는 국민건강증진기금에 의한 국민건강증진사업을 수행하는 경우에 국민건강증진법 제19조, 시행령, 시행규칙에 의하여 운동부하 검사자의 역할과 운동지도 인력을 확보하여야 한다고 되어 있다. 그리고 이 운동지도인력을 양성하기 위하여 1999년 사)한국운동지도협회 설립을 보건복지부로부터 허가받아 그동안 협회에서는 2000여명이상의 제반운동지도인력을 양성하여 왔다. 그리고 2005년 보건복지부의 "운동지도사"문제와 교육부에서의 학교체육혁신방안을 발표하면서 맞춤형 운동처방정책을 발표하였다. 문화체육부에서는 국민체육진흥법 시행령 제24조에서 생활체육지도자들이 운동처방박사 또는 운동처방관련 업무를 할 수 있도록 일부 시행령을 개정하여 발표하였다.

최근에는 국민들의 건강을 책임지고 있는 보건복지부에서는 2007년 보건복지부장관고시 제2007-126호

(2007.12.26)에 의거 국민건강보험법 제47조 동법 시행령 제26조 및 의료급여법 제14조의 규정에 따른 생애전환기건강진단 실시 기준에 의거 의료인이 운동처방을 할 수 있도록 되어있다. 교육과학기술부에서는 교육과학기술부령 제38호에 의거 학교보건법 제7조 및 제7조의 3항의 규정과 건강검진기본법 제14조등에 의한 학교체육지도자의 역할 등에서 2010년 3월부터 맞춤형운동처방을 실시하고 있다.

2008년 12월26일 정부의 법제처에서는 자격기본법 법률 제9190호와 자격기본법 제17조2항과 같은법 시행령 제23조제13항에 의거 사)한국운동지도협회가 등록된 단체로서 민간자격국가공인을 위하여 "일반운동지도사"와 "노인운동지도사"등으로 자격증사용명칭을 사용 할 수 있도록 2010년 3월12일에 보건복지부장관이 허가하였다. 그리고 2010년 5월 17

일 “건강관리서비스 법안” (의안번호 8485)이 국회에 제출되었다. 이 제도 모형 가운데에는 생활습관 개선을 위하여 “운동지도”가 포함되어있다. 이와 같이 운동처방(지도)이라는 학문은 제반 법적, 제도적 근거에 의하여 이루어지기 때문에 저자는 본서의 제목을 “Co-medical 운동처방, 운동지도안 매뉴얼”이란 명칭을 사용하여 본서를 출판하게 되었다. 그동안 학교체육 또는 생활체육분야에서 실시하고 있는 체육활동의 내용도 중요하다. 그러나 국민건강증진을 위한 일반인과 노인, 특히 질환별대상자를 위하여 실시하는 운동처방(지도)은 건강과 체력의 유지 증진을 목적으로 운동을 실시한다.

5. 본서 출판의 필요성과 목적

다시 말하면 “예방의학적 목적”으로 운동을 실시할때에 운동은 의료인과 운동지도인력과 국민들이 공감대가 형성될 수 있는 “운동처방의 정의”에 따라서 운동지도안의 매뉴얼은 의학적, 과학적인 준거에 의하여 작성하여야 한다. 앞으로 운동이 필요로 하는 국민들이 알기 쉽게 이해 할 수 있도록 학문적, 법적, 제도적으로 본서에서는 총 정리하여 안전하게 신체활동과 운동을 예방의학과 국민건강증진 차원에서 안전하게 운동을 보급하는데 본서 출판에 필요성과 목적이 있다. 본서 출판을 위하여 협조하여 주신 고려의학 최병진 사장님, 관계자분들과 원고정리에 협조한 본 협회 김병찬군에게 감사의 말씀을 올립니다.

2010. 8.

저자 : 의학박사 성 동 진

차 례

제1장 운동처방, 운동지도안 작성을 위한 기본적 이론성 / 1

제2장 운동지도안작성을 위한 기본사항 / 15

제3장 일반적운동지도안 작성(예) / 43

제4장 질환별 운동처방(지도)안 작성 / 91

제 1 장

운동처방, 운동지도안 작성을 위한 기본적 이론성

1. 운동처방(지도) 정의

운동처방(지도)의 정의는 신체 체력의 변화를 운동처방(지도)시스템에 의거 체력을 분석하여 운동의 종류와 운동의 양을 처방 또는 지도하는 행위를 말한다.

1) 숙지사항

(1) 의료인으로부터 건강진단을 받은 후에 운동지도를 위해서 다음과 같은 사항을 먼저 숙지한다.

(2) 보건복지부 고시 운동분야 제2007-126호, 국민건강보험법 제47조 동법 시행령 제26조 및 의료급여법 제14조의 규정에 따른 생애전환기 건강진단 실시기준 등의 법적근거(2007년 12월 26일)에 의하여 의료인에 의한 운동처방업무와 국민건강증진법 및 시행령 시행규칙 제19조에 의한 운동지도인력에 관한 업무

(3) 법제처 자격기본법(2008년 12월 26일 법률 제9190호) 제19조 및 동법 시행령 제25조 규정과 자격기본법제17조2항과 같은법 시행령제23조제3항에 의거 등록된 사)한국운동지도협회에서는 민간자격 국가공인시에 일반운동지도사와 노인운동 지도사(2010. 3. 12. 보건복지부장관에 자격증 사용명칭 허가)에 의거 운동지도안을 작성한 후 운동지도 실시함.

(4) 운동지도사는 운동처방(지도) 정의에 따라 운동지도안을 작성하여 신체활동과 운동을 국민건강증진을 목적으로 운동을 지도하는 행위.

2. 운동처방(지도)정의에 따른 용어해설

1) 신체의 체력 변화란?

신체의 체력이란 행동체력과 방위체력을 말하며 체력의 변화란 인간신체의 발육발달과정에서부터 사망에 이르기까지의 신체에 체력의 변화를 말한다.

2) 운동처방(지도) 시스템이란?

구체적으로는 운동을 처방 또는 지도하는 일련의 순서를 말하며 그 순서는 다음과 같다.

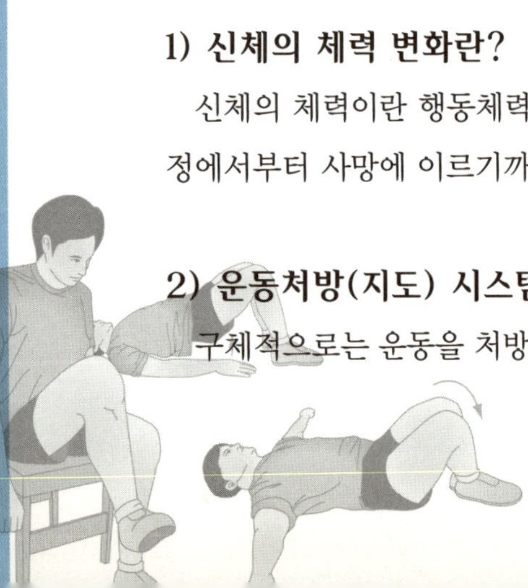

① 의료인의 건강검진 ② 개인기록카드작성(수요자) ③ 운동능력검사(운동지도사) ④ 운동부하검사(의료인 또는 운동지도사) ⑤ 운동지도안 작성(운동지도사)에 의거 운동을 지도하는 순서를 말한다. 운동실시 1주기는 3~4개월 정도이며 1주기가 끝나면 재차 1번 순서인 의료인에 건강검진에 의하여 다시 재 운동처방(지도)을 받고 운동을 실시한다.

3) 운동의 종류란?

① 전신적 운동(유산소적 운동, 무산소적 운동, 유산소+무산소적 운동) ② 국소적 근운동(근수축 양식에 의한 등척성, 등장성, 단축성, 신장성, 등속성운동 등 기타) ③ 전신적 + 국소적 근운동 ④ 레크리에이션 운동, 즉, 유희, 놀이, 음악과 신체의 동작에 의한 민속적 춤과 동작 등을 이용하는 운동을 말한다. ⑤ 준비운동과 정리운동에 사용되는 스트레칭, 각종 체조 등을 통한 신체활동과 운동을 말한다.

4) 운동의 양이란?

① 운동의 강도 ② 운동의 속도(템포) ③ 운동의 시간 ④ 운동의 빈도 ⑤ 운동의 기간 등을 말한다.

5) 운동처방사란?

운동처방의 정의에 따라서 운동을 처방하는 행위로서 의료인에 한정한 운동처방전문가를 말한다.

6) 운동지도사란?

의료인의 운동처방 정의에 따른 운동처방을 운동지도사가 운동지도 정의에 따라 운동지도안을 작성하여 운동을 지도하는 행위를 말한다. 2010년 3월12일 보건복지부장관의 명칭 사용 허가에 의한 일반운동지도사와 노인운동지도사의 업무역할과 기능에 대한 정의는 다음과 같다.

(1) 일반운동지도사의 정의

의료인에 허가하에 유아 또는 아동으로부터 사망에 이르기까지 생애에 걸쳐 신체의 체력변화를 운동처방(지도)정의에 따라 신체활동이나 운동을 지도하는 업무

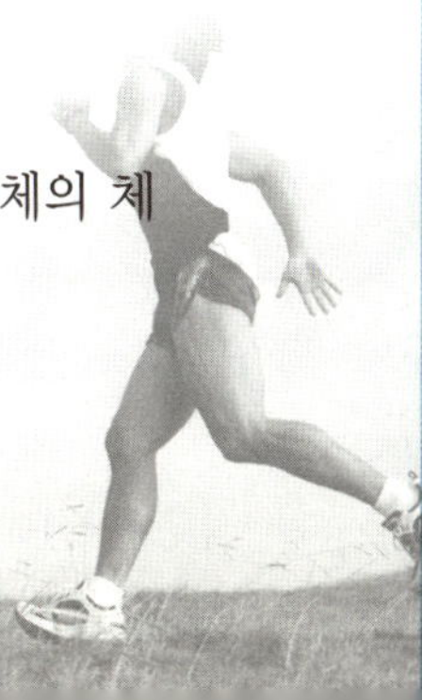

(2) 노인운동지도사의 정의

의료인에 허가하에 노인의 신체단층모델에 의한 신체에 체력의 변화를 운동처방(지도) 정의에 따라 신체활동이나 운동을 지도하는 행위. 즉, 나이가 아무리 들어가도 일상생활을 영위할 수 있는 체력의 유지를 위한 신체적 의존형을 예방 (Active aging, Successful aging)하는 업무.

(3) 노인의 체력에 단층모델이란 용어해설 ※ 각 항목마다의 해설은 다음 3장에서 설명

① 사망
② 신체적 의존형(보건복지부에서 2008년 7월1일자 요양 보호사제도확립)
③ 신체적 허약형
④ 신체적 자립형
⑤ 신체적 적성형
⑥ 신체적 엘리트형(일상생활을 영위할 수 있는 체력)을 말한다.

3. 운동처방(지도)안 작성 매뉴얼의 필요성과 목적

오늘날과 같은 고도산업사회에서는 영양과다와 운동부족병(Hypokintic Disease)으로 개인이나 국가에 의료비 증가로 사회적, 국가적 문제점으로 대두되고 있는 실정에 있다. 그 결과 오늘날 의도적으로 일정량의 운동량을 확보하지 않으면 안되는 사회에서 운동은 좋은 점과 나쁜 점 양면성이 있기 때문에 운동처방(지도) 정의에 따른 의학적, 과학적으로 운동을 실시하여 국민들의 의료비 절감과 국민건강증진을 목적으로 운동을 실시 할 때에, 안전하게 국민 개개인의 건강과 체력에 맞는 운동처방(지도)안 작성에 관한 매뉴얼의 필요성과 목적이 있다.

1) 운동이 우리 몸에 좋은 점 6가지

(1) 인간의 신체는 원래 자연적인 치유작용이 있고 자연적 치유작용 가운데에는 현대과학이 아무리 첨단적으로 발달하였다고 해도 아직까지도 불분명한 요소가 많아 적당한 신체활동이나 운동을 실시하면 인체에 치유능력이 높아져 질환과 질병에 보다 효

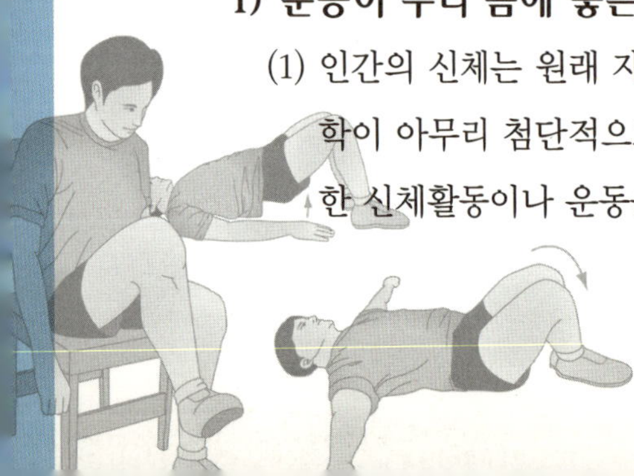

과적으로 인체에 작용한다고 하는 것은 옛날부터 경험적으로 알려져 왔다.

(2) 적당한 운동은 인체에 혈액순환을 촉진시켜 인체내의 피로물질을 배출시키는 것과 함께 신체내에서 생리적 완충작용을 통하여 피로의 적극적 회복에 도움을 주기 때문에 만성적 · 육체적 및 정신적 피로회복에 효과적이다. 또한 우리 인체 내부에서 운동은 저항력을 향상시켜 질병의 예방과 신체기능을 개선시키는데 도움을 준다.

(3) 신체의 절대안정은 질병회복에 효과적으로 작용하지 않으며, 질병의 회복력에도 도움을 주지 않는다. 특히, 수술 후 적당한 신체활동이나 운동은 신체내의 대사가 항진되어 체력이 향상되어 질환과 질병이 개선된다.

(4) 오늘날 식생활에서 가공식품과 영양과다로 생기는 질환과 질병에서는 적당한 영양상태의 유지가 중요하다. 그렇기 때문에 가공식품과 영양과다에서 생기는 각종 질환과 질병은 식사요법이 오늘날에는 중요하다. 이러한 식사의 결점을 개선하고 질병치료에 상승효과를 얻기 위해서는 적당한 운동으로 에너지 섭취와 소비의 밸런스를 유지시키는데 신체활동과 운동을 통하여 적극적으로 신체를 개선시킨다.

(5) 적당한 운동은 복잡한 사회에서 생기는 각종 스트레스에 효과적으로 작용한다. 즉, 신경질환, 심신증에는 적당한 운동에 의해서 일과성 피로가 충분한 수면을 가져오므로 적당한 운동은 결과적으로 정서 안정에 효과적으로 작용한다.

(6) 적당한 운동은 인간에게 기력을 준다. 인간의 신체에 기력의 충실은 체력을 높이고, 질병과 싸우는 힘이 되며, 여러가지 적당한 운동을 통하여 우리 인체에 기력이 충실되고, 질병에 걸린 상태에서는 체력을 원상회복시키는 등 우리 인체에 긍정적인 효과를 가져다 준다.

2) 잘못된 운동에서 오는 신체상 위해

(1) 돌연사

(2) 스포츠사

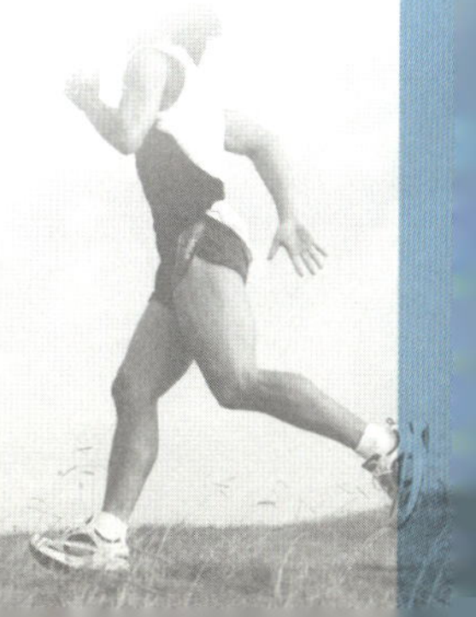

(3) 운동장해

(4) 운동중독

(5) 과다한 운동으로 인한 유해산소(활성산소, 독성산소) 등으로 인한 동맥경화나 암 유발 등에 의한 신체상 문제

4. 만성적 운동부족에서 오는 신체적 변화에 따른 신체의 제반문제

1) 만성적 운동부족에서 오는 신체적 문제

(1) 근육 : 근위축, 근력저하, 산소섭취능력저하 등

(2) 관절 : 건, 인대, 관절포의 경화, 구축, 굴신성저하 등

(3) 골 : 골다공증

(4) 피부 : 습진

(5) 순환기 : 심근위축, 근수축력저하, 심박출량저하, 부하예비능력저하, 기립성저혈압, 모세혈관파조직비의 저하, 순환부전, 부종 등

(6) 혈액, 체액 : 혈액량저하, 빈혈, 저단백질, 저칼륨 등

(7) 내분비, 대사 : 호르몬분비저하, 감염증, 비만, 칼슘부족, 인슐린저항성의 출현, 고지혈증 등

(8) 호흡기 : 호흡근위축, 무기폐, 폐렴, 환기혈류불균형 등

(9) 신장, 뇨로 : 신장혈뇨저하, 감염, 결석, 요실금 등

(10) 소화기 : 소화액감소, 흡수부전, 변비 등

(11) 신경, 정신심리 : 치매, 환각, 망상, 불안, 우울증, QOL저하 이상 11가지 등에 의한 만성적운동부족병(Hypokinetic Disease) 등에 의한 개인, 가정, 국가의 의료비 증가문제

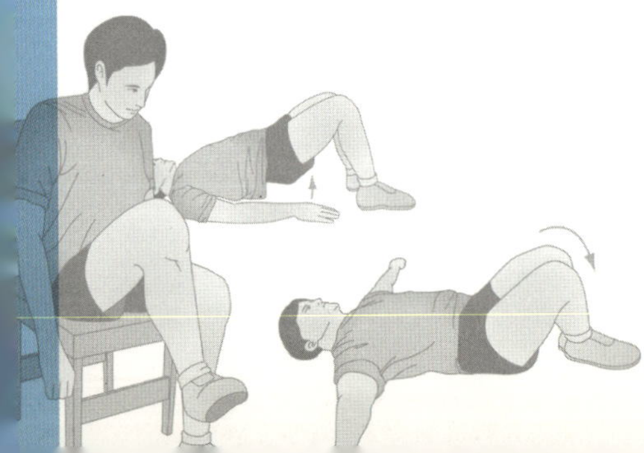

5. 운동처방(지도)의 기본적 사고

운동처방(지도)의 기본적인 내용은 신체에 체력의 전반적인 현 상태를 파악한 후 운동의 종류와 운동의 양을 운동지도안에 작성하고 안전하게 운동을 실시하기 위하여 먼저 의료인으로 하여금 건강 진단 시에 운동실시 여부와 운동의 필요성에 대한 판정과 운동 실시에 따른 의학적인 주의사항, 숙지사항, 금지사항 등을 운동지도안에 기재한 후 3~4개월 정도 운동을 실시 한 후 재운동처방과 재운동실시 등 변경사항에 따른 내용 등에 관한 기본적인 내용이 포함되어야 한다.

6. 운동처방(지도) 매뉴얼을 작성하는 의미

운동처방(지도) 매뉴얼을 작성하는 의미는 운동처방(지도) 작성자나 운동 실시 자가 안전하게 운동을 실시하여 건강증진을 목적으로 매뉴얼을 작성하는데 의미가 있다. 구체적으로는 의료인이 운동부하검사가 꼭 필요한 경우와 필요치 않은 경우로 나누어서 운동을 실시하는 경우와 각 질환별에 따라서 운동을 지도 할 수 있는 이론과 실천의 양면에서 이용 할 수 있도록 하는데 있다. 이때 의료인에 의한 전문적인 지식과 운동지도사에 의한 신체활동과 운동에 관한 학문적 · 과학적 또는 의학적 준거에 의하여 운동처방(지도)의 가이드라인에 의거 운동지도안이 작성되어 안전하게 운동을 실시하기 위하여 운동지도 매뉴얼을 작성하는 목적에서 의미가 있다.

7. 운동처방(지도) 시스템 각 항목에 대한 의미

운동처방(지도) 시스템 각 항목에 대한 의미는 국민건강증진을 목적으로 안전하게 운동처방(지도)안을 작성하여 운동이 필요로 하는 대상자에게 운동을 안전하게 실시하기 위한 일련의 순서를 말한다. 신체활동과 운동을 통하여 운동대상자들이 보다 안전하고 운동의 효과를 높이기 위해서는 먼저 의료인에 의한 사전 의학적 검사실시와 운동지도사 등에 의한 운동에 관한 전문적인 지식과 과학적인 준거에 의하여 운동지도가 이루어 질 필요가 있

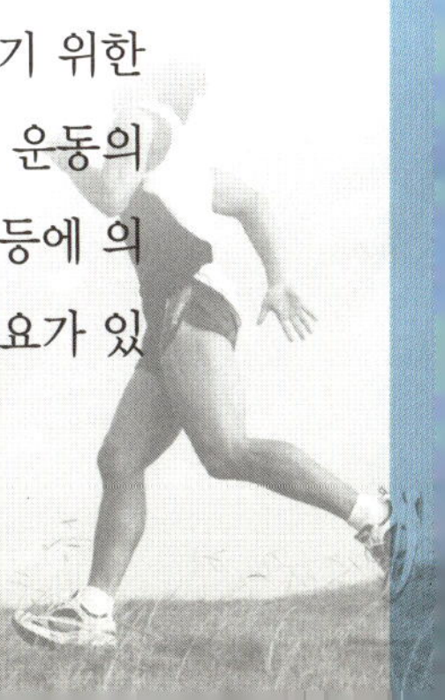

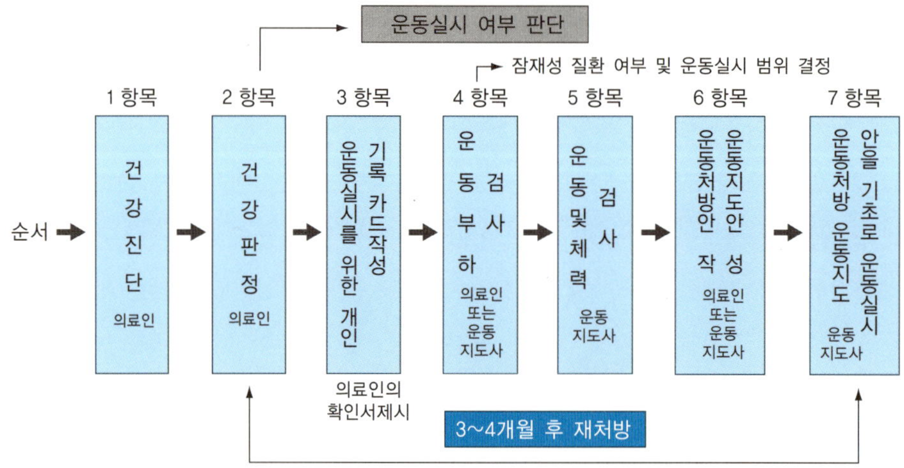

표 1-1. 운동처방(지도) 시스템 (성동진 운동처방론, 1984)

기 때문에 위에서의 표 1-1과 같은 운동처방(지도) 시스템을 이해 한 후 운동처방(지도) 안이 작성되어 안전하게 운동을 실시하기 위한 일련의 운동지도안 작성의 순서를 말한다.

1) 운동처방(지도)시스템 각 항목에 대한 의미 해설

표 1-1에서의 운동처방(지도)시스템 각 항목에서 먼저 ①번 항목과 ②번 항목의 의미는 먼저 의료인의 역할로서 건강진단 및 운동실시여부에 대한 의료인의 판정이다.

의료인에 의한 건강진단 근거는 첫째, 교육과학기술부령 제38호(2009년 5월22일) 학교보건법 제7조, 건강검진 기본법 제14조(검진기관), 제4조(신체의 발달 사항에 대한 검사 항복 및 방법) 그리고 4조 2항의 건강조사의 항목 및 방법, 제5조 건강검진의 항목 및 방법, 제7조 신체능력검사의 대상 및 방법 등에 근거에 의한다.

둘째, 보건복지부 고시 제2007-126호 국민건강 보험법 제47조 동법 시행령 제26조 및 의료급여법 제14조의 규정에 따른 생애전환기 건강진단실시기준(2007년 12월 26일 운동분야 참고 별지 제13호 서식)에 의한다.

③번 항목의 개인별 개인기록카드작성은 운동지도사의 역할로서 운동을 실시하고 자하는 수요자가 직접 작성한다. 운동지도사는 운동대상자의 신체의 발육발달에 따른 신체의 특성을 유아, 아동, 청소년, 성인, 노인등 신체상 건강과 체력에 특성과 각 직업별 특성에 따라서 고려하여 작성하여야 한다. 또한 이것은 생애의 발육발달에 따른 신체의 특성과 생활습관등을 포함한 건강의식 등을 기본으로 하여 운동지도사가 운동대상에 대한 신체상

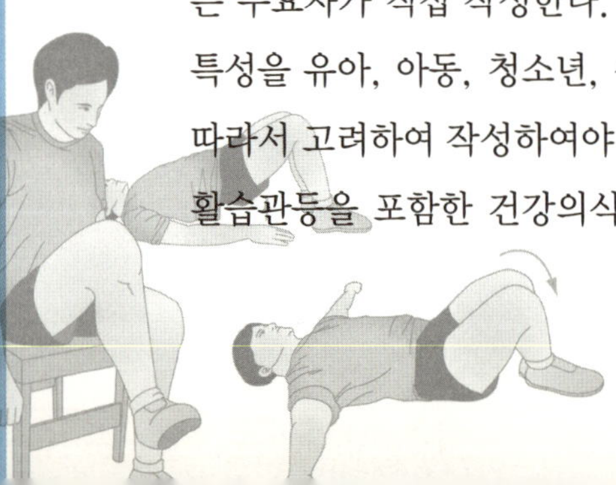

건강과 신체의 특성에 따른 직업의 특성과 건강의식 등을 개인기록카드에 작성하여 수요자가 직접 작성하게 한다.

④번 항목의 운동부하검사는 의료인 또는 운동지도사가 실시한다. 운동부하검사의 목적은 제2차 예방의학적 차원에서 잠재성질환의 유무 발견과 잠재성질환 환자에 대한 운동을 실시 할 수 있는 운동의 범위를 결정하여 운동으로 인한 신체의 위해가 될 수 있는 제반문제를 예방하는데 목적이 있다.

⑤번 항목과 ⑥번 항목의 운동능력 및 체력검사는 운동지도사가 실시한다. 체력검사 시에는 연령별, 성별, 직업별, 운동 종목별로 운동처방(지도)의 실시 목적에 따라 객관도, 타당도, 신뢰도가 있는 검사항목을 검사하여야 한다.

운동지도사는 운동능력 검사 후 검사자에 대한 신체의 체력 가운데에 어느 요소가 우열인가를 운동능력평가 기준표에 의해서 확인한다. 개인에 운동 능력 및 체력검사를 실시 한 후에는 반드시 개인의 운동능력 및 체력검사에 대한 체력의 5단계 평가기준표에 의하여 체력을 평가하여야 한다. 체력을 평가한 후 운동지도안 작성시에는 ① 의료인에 의한 종합적인 의견서와 ② 운동지도사가 실시한 수요자의 개인의 체력검사표 ③ 개인의 체력에 요소대한 우, 열 내용을 평가 할 수 있는 체력에 5단계 평가 기준표와 평가 된 내용을 운동지도안에 기재한 다음 ④ 평가내용에 따른 적합한 운동의 종류와 운동의 강도, 운동의 시간, 운동의 빈도, 운동의 기간 등을 운동지도안에 기록하여야 한다.

이때 다음장에서의 개인검사기록양식과 제4장에서의 운동능력(체력)검사 기준표(14~60세)를 참고한다. 운동처방(지도)안을 작성 할 때에는 기본적으로 참고 할 사항은 ① 의료인에 건강진단결과 및 사전 의료정보 ② 개인기록카드작성 내용 ③ 운동부하검사내용 ④ 개인의 운동능력(체력검사)검사 내용 ⑤ 운동능력(체력검사) 5단계 평가 기준표 등을 참고하여 운동처방(지도)안을 상세히 검사항목별로 작성하는 것이 기본이다. 운동지도안작성내용에는 운동 중의 주의사항, 숙지사항, 금기사항 등 참고 될 만한 내용도 기록한다.

⑦번 항목 운동실시자의 운동 실시는 반드시 의료인에 허가에 따라서 운동을 실시하며 운동지도사는 운동지도안에 따라서 의학적, 과학적인 준거에 의하여 운동지도안을 작성한 후 운동을 최저 3~4개월 정도 운동을 실시하게 한다. 한 주기가 끝나면 운동지도시스템인 ①번 항목과 ②번 항목에 의거 재차 의료인에 지도를 받아 재차 운동처방(지도)안이 작성되어 운동을 실시하게 한다.

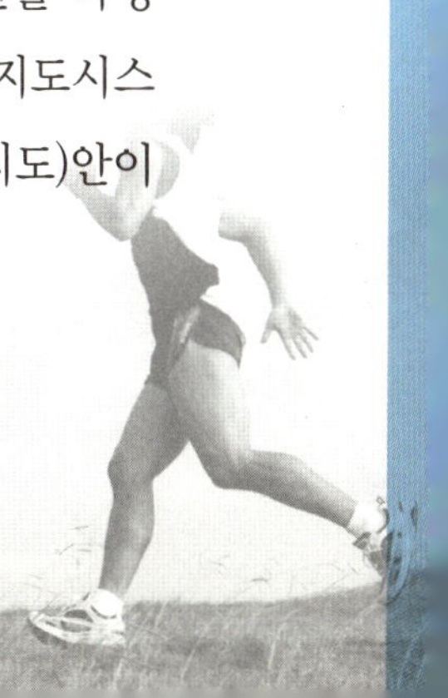

8. 운동지도안 작성시 건강진단에 의한 필요한 정보

운동지도안 작성시 건강진단에 의한 필요한 정보는 다음 5가지로 요약한다.

① 의료인에 의한 심장내과혈관계진단 결과 ② 의료인에 의한 정형외과적 검사내용 ③ 임상병리사에 의한 검사내용 ④ 운동지도사에 의한 개인체력(운동)검사 항목 등 검사결과와 운동지도사에 의한 운동능력(체력검사) 5단계 평가기준표 ⑤ 운동실시자의 하루에너지섭취량과 에너지소비량검사내용 등 운동지도안 작성시 건강진단에 필요한 기본적인 정보이며 구체적인 내용은 다음과 같다.

1) 기본적인 건강진단 정보(표 1-2, 표 1-3, 표 1-4 참고)

다음장 표 1-2에서 기본적인 건강진단 정보판단기준, 표 1-3 정형외과적 질환에 대한 판정기준, 표 1-4 정형외과적 검사항목 등에 대한 기본적인 건강진단 정보는 첫째, 문진과 둘째, 안정시에 사전 의학적 검사내용이다. 의료법에 따라 의료인으로 하여금 얻어지는 기본정보 가운데 심장, 내과, 혈관관계의 문제점이 나타나는 경우에는 2차 예방의학(질병의 조기발견, 조기치료)적 차원에서 반드시 국민건강증진법 19조 시행령 시행규칙에 의하여 운동부하 검사를 실시하여야 한다. 그리고 정형외과적 문제에 대해서는 정형외과의료인의 허가에 의하여 운동지도가 이루어져야한다.

2) 사전 건강진단시의 문진검사에서의 주요내용.

(1) 자각증상 : 심장내과 혈관계에서는 주로 흉통, 동기, 천식 또는 기침, 어지러움, 실신 등의 흉부 증상과 정형외과적는 차원에서는 다음장 표 1-3과 표 1-4 에서 주로 발목, 무릎, 척추, 팔, 목 등과 신체의 관절 등에 관한 이상 유무를 검사한다.

(2) 잠재성 질환 : Ⓐ 심질환 - 심근경색, 협심증, 선천성 심질환, 변막증, 심근 등에 잠재성 질환의 유무. Ⓑ 관상동맥 질환 위험인자 - 고혈압, 고지혈증, 당뇨병 등의 잠재성질환 등을 검사한다. Ⓒ 그밖의 질환 - 내과적질환과 정형외과적 질환, 정신질환 등을 검사한다.

(3) 가족력 : 1촌 이내에 심근경색, 돌연사 등이 있는가? 없는가를 조사한다.

(4) 안정시 검사 : A. 혈압 - 안정시 혈압과 맥박을 확인한다.

B. 안정시 심전도 - 안정시 심전도 소견을 확인한다.

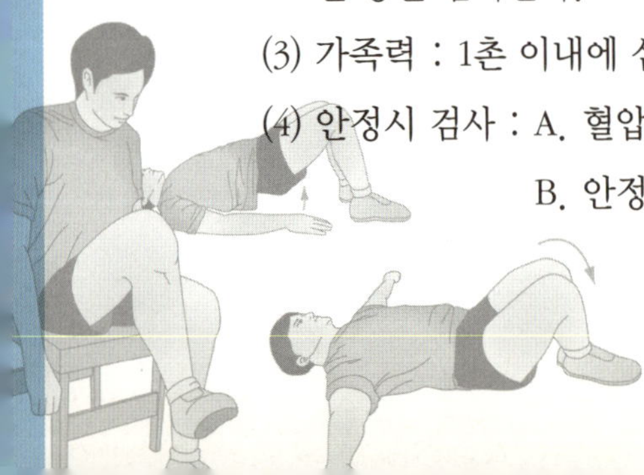

3) 사전 건강진단실시의 진료정보(다음장 양식의 표 1-2, 표 1-3, 표 1-4를 참고)

(1) 심장, 내과혈관계를 위한 운동부하검사의 필요성

우리나라 건강 이슈 10가지 가운데에 첫째가 호흡순환기능에 대한 심장, 내과 혈관계의 위험인자로 나타났다. 이러한 위험인자로 인한 신체상 잠재성질환유무를 조기에 발견하고 발견된 위험인자를 조기치료하기 위하여 운동부하검사가 필요하다.

위험인자의 정도에 따른 치료중인가 아닌가에 따른 성별, 연령별에 의한 운동부하검사 결과는 의학적 준거에 의한 건강상에 신체의 이상의 유무에 대한 정확한 판정과 이에 따른 운동의 실시범위를 결정한다.

의료인이나 운동지도사는 의학적 기준에 의하여 판정을 하여도 사람에 따라서 또는 상황에 따라서 안전 할 수도 있고 불안전 할 수도 있기 때문에 반드시 운동 중의 "숙지사항" 또는 "주의사항" 등을 지시 할 필요가 있다. 그리고 운동실시가 불가능이라고 판단하여도 "절대적인 안정"보다는 안정시에 가벼운 스트레칭이나 체조등 신체활동과 운동을 위한 "보조운동" 등으로 운동처방 또는 운동 지도 할 필요가 있다.

(2) 허혈성 심질환과 심부전이 있는 경우

운동부하검사결과 심근경색이나 협심증 또는 심부전등이 있는 경우에는 심장내과 혈관계 전문의사에 의한 운동실시 여부에 대하여 종합적인 판단과 운동부하검사 결과에 따른 운동지도 여부를 의료인이 판단하여 운동실시가 · 부를 결정한다. 의료인이 운동이 필요하다고 할 때에는 운동지도사는 운동지도안 작성시 운동의 범위와 운동의 종류, 운동의 양을 운동지도안에 작성하여 운동을 안전하게 실시해야한다.

(3) 호흡부전이 있는 경우

호흡부전이 있는 경우에는 호흡기의 전문의료인에 의한 종합적인 판단과 허가하에 의하여 운동지도 여부를 결정한다. 의료인의 허가에 의하여 운동지도사는 운동의 범위를 결정하여 운동지도안을 작성하여 운동의 종류와 운동의 양에 관한 내용을 지도한다.

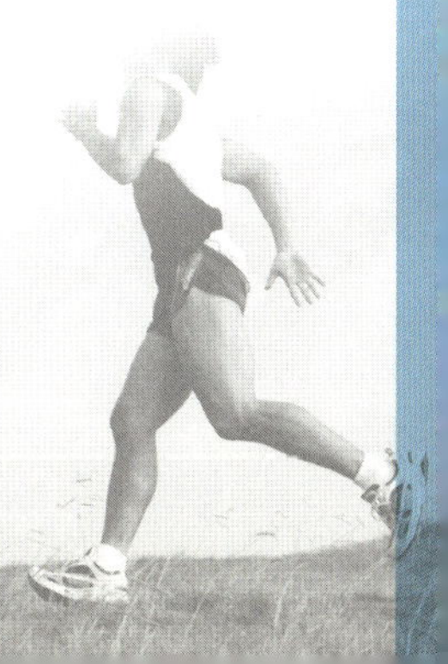

(4) 정형외과적 질환이 있는 경우

정형외과적 기본적인 진료정보에 따른 운동지도 판정기준(표 1-2)와 질환에 따른 운동지도판정기준(표 1-3)과 다음장 표 1-4에서 정형외과적 검사항목 등을 참고한다.

표 1-2. 기본적인 진료 정보에 따른 운동지도 판정기준

기본적인 진료정보	판정기준	
	운동부하 검사의 필요성	그 밖의 대책
1) 자각증상 흉통, 동계, 숨이 차다, 어지러움, 실신 등	있다/없다	경우에 따라서 정밀 검사 또는 지도
2) 잠재성질환 심질환 등 그 밖의 질환	있다/없다	경우에 따라서 정밀 검사 또는 지도
3) 가족력 심근경색(1촌 이내), 돌연사(1촌 이내)	있다/없다	경우에 따라서 정밀 검사 또는 지도
4) 생활습관 운동, 영양, 흡연, 알코올, 혈압약 복용, 심장약, 혈당강하제, 습관성의약품 사용 등	있다/없다	생활습관 지도
5) 안정시 혈압 수축기 혈압, 이완기 혈압, 고혈압, 저혈압 등	있다/없다	고혈압 참조
6) 안정시 심전도 심근경색, 심전도상 QR(신경), ST(심근), T파(심장에 산소공급 이상 유무)등과 심실성부정맥, 그 밖에 중요한 소견	있다/없다	호흡순환기 전문의 상담

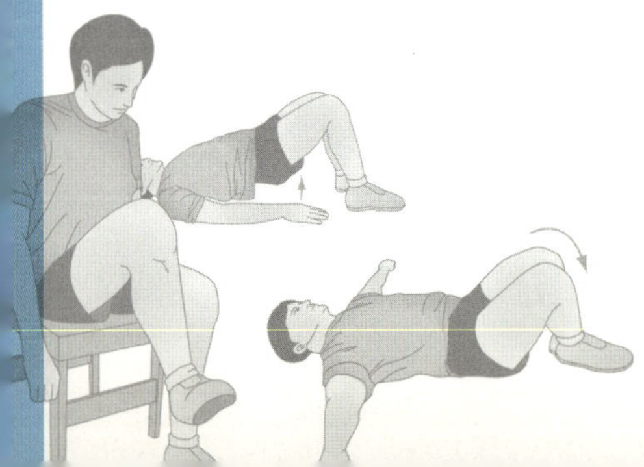

표 1-3. 정형외과적 질환에 대한 운동지도 판정 기준

질환명	운동처방(지도)실시	조건부운동처방(지도)	운동처방(지도)금지 (예)
요통증상 -추간판증 -추간판 헤르니아 -변형성 척추증 등	-요추가동성의 양호 -하지(신경)증상이 없다 -일상생활동작에 있어서 통증이 없다	-요추가동영역에 제한이 있다. -허리부위에 가벼운 통증이 있다. -하지에 통증이나 저림 등의 신경증상이 있다. 이러한 경우에는 환부의 부하가 적은 보행이나 수영운동 등을 주의하며 실시	-요통급성기, 혹은 급성 증악기 -신경학적 이상 소견이 있는 경우 참고 : 운동금기사항에 있어서도 절대적 안정보다는 가벼운 스트레칭이나 체조 등을 실시하는 것이 바람직하다.
변형성관절증 -고관절 -슬관절 -족관절	-관절가동성이 양호하며 부종(수종)이 없다 -일상생활동작에서 통증이 없다	-관절가동영역에 제한이 있다. -관절에 가벼운 통증이 있다. -관절의 부종(수종)이 있다. -X-ray검사에서 고도의 관절 박리 현상이 있다. 이러한 경우에는 환부의 부하가 적은 보행이나 수영운동 등을 주의하며 실시	-관절에 급성염증이 있다. -관절에 강한 통증이 있다. 참고 : 운동금기사항에 있어서도 절대적 안정보다는 가벼운 스트레칭이나 체조 등을 실시하는 것이 바람직하다.

Memo

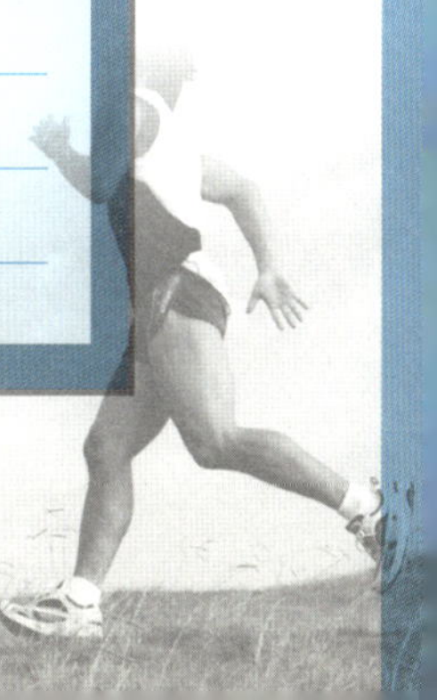

아래의 표 1-4에서 정형외과적 검사 항목(예)에서 정형외과의 의료인의 허가 하에 운동이 필요하다고 판단할 때 운동지도사는 운동지도정의에 따라서 운동지도안을 작성하여 운동을 지도한다.

표 1-4. 정형외과적 검사 항목(예)

1. 정형외과상 신체형태에서의 건강진단 항목 (예)

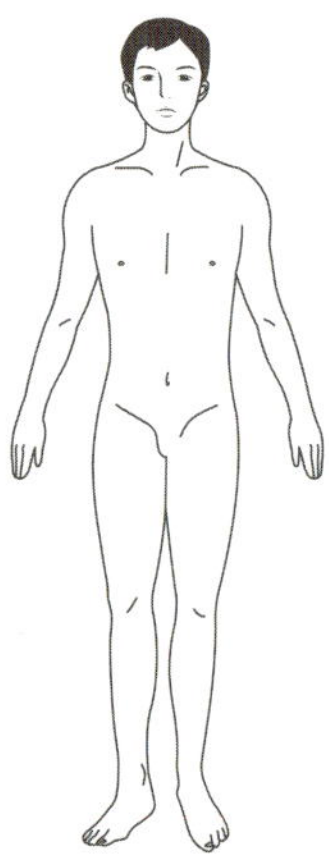

1. 얼 굴
2. 경 추
3. 어 깨
4. 상 완
5. 팔꿈치
6. 전 완
7. 손 목
8. 손가락
9. 흉 곽
10. 척 추
11. 요 추
12. 골 반
13. 대 퇴
14. 하 퇴
15. 족관절
16. 발가락

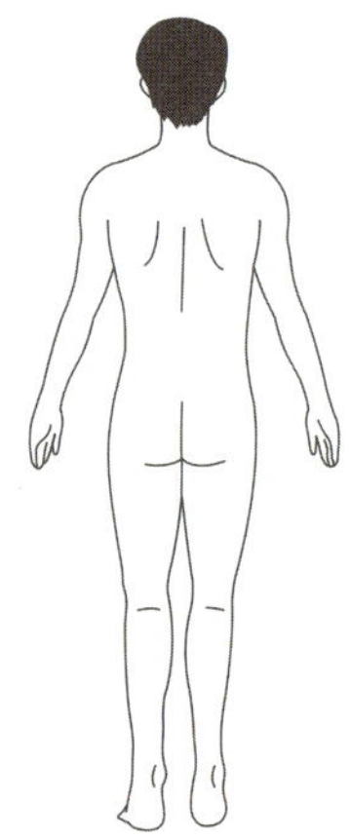

2. 관절, 인대, 근의 유연성, 근력, 신경계 등 일상생활 중 신체의 동작상 문제점에 관한 기본검사
   1) 관절의 안정성과 불안전성 검사 등
   2) 인대(염좌) 손상의 분류
   3) 관절 가동력(ROM) 검사
   4) 전신관절의 유연성검사
   5) 근력검사
   6) 신경계의 진료
      (1) 근력의 좌우차이
      (2) 지각의 좌우차이
      (3) 건반사의 좌우차이
      (4) 운동신경계의 관찰
         ① 자세, 보행, 사지의 관찰
         ② 근육상태의 관찰(근의 위축과 불수의적인 근수축의 여부)
         ③ 불수의 운동의 유무(자연적으로 수족이 움직인다던가? 흔들리는가)
         ④ 근육의 자연적인 긴장이 있는가? 없는가?
         ⑤ 운동마비(수족이 완전하게 자유롭게 움직이고 있는가)의 유무 등의 검사에 의하여 문제가 있다고 판단되는 경우에는 정형외과나 재활의학과 전문의료인과 상담하여 의료인의 허가에 의하여 운동지도사는 운동지도안을 작성하고 운동을 지도한다.

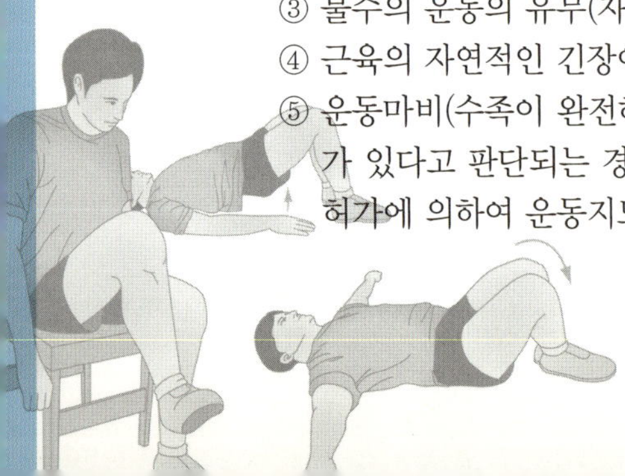

제2장

운동지도안작성을 위한 기본사항

본장에서는 운동처방(지도)시스템에 의거 운동지도안 작성까지 운동처방의 일련의 순서에 따라 운동처방(지도) 순서인 제1항목 의료인의 건강검진에서부터 제5항목인 운동능력(체력) 검사까지 중요한 내용을 각각의 항목에 따른 업무와 역할 내용을 본장에서 구체적으로 기술하였다. 구체적 각 항목마다의 주요내용은 다음장 표 2-1에서 운동처방시스템(지도)에 의한 기본적 역할과 내용에서 설명하였다.

1. 운동처방(지도)시스템에 의거한 운동지도안 작성을 위한 전체적인 순서는 다음장 표 2-1에서 운동처방(지도)시스템에 의한 기본적 역할과 내용에서 나타내었다. 운동처방 시스템 각 항목에 있어서 기본사항 제1, 2항목에서의 건강진단관련 내용은 보건복지부 양식 별지에 나타난 생애전환기 제2차 건강진단 내용과 국민건강증진법 제19조 시행령, 시행규칙에 관한 내용이다.

운동처방시스템에 의한 기본사항 중에 표 2-1에서의 제3항목은 다음장 P.24에서 표 2-3에 나타난 개인기록카드작성양식(예)과 관련된 내용과 각종 운동강도별 하루 기초대사 계산 방법과 에너지 섭취량 기초 조사를 다음장 p.26~p.29 에서 표 2-4~표 2-8까지를 통하여 비만운동지도를 위한 목적으로 하루 중 음식물섭취에 의한 에너지총섭취량과 소비량검사에 따른 기초조사 양식과 검사방법(예)에 관련된 내용 등이다.

표 2-1에서의 운동처방시스템 항목 가운데 제4항목에서 운동부하검사의 내용은 다음과 같다.

1. 운동부하검사의 목적
2. 운동부하검사 방법의 종류
3. 최대 및 최대하 운동부하 검사시에 중요한 내용과 검사 방법
4. 최대심박수 및 최대산소섭취량 산출공식 소개
5. 운동부하검사자가 기록해야 할 사항과 참고사항과 주의사항
6. 운동부하검사 중 검사중지사항의 기준
7. 운동부하검사 중 잠재성질환 판정기준
8. 운동처방(지도)시 운동의 종류와 운동의 양에 대한 설명 등이다.

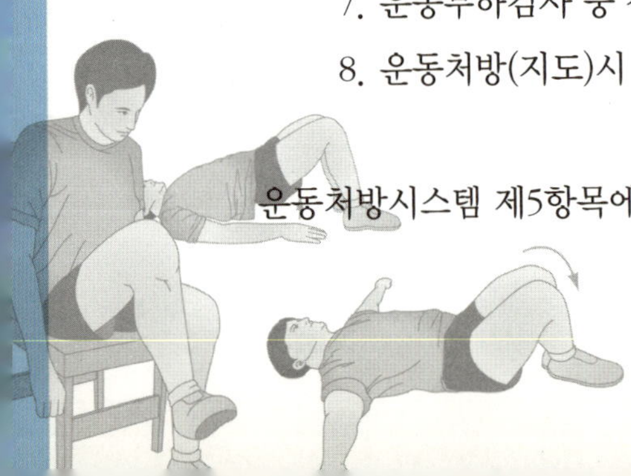

운동처방시스템 제5항목에서는 운동능력(체력)검사 관련된 내용은 제3장에서 일반적운

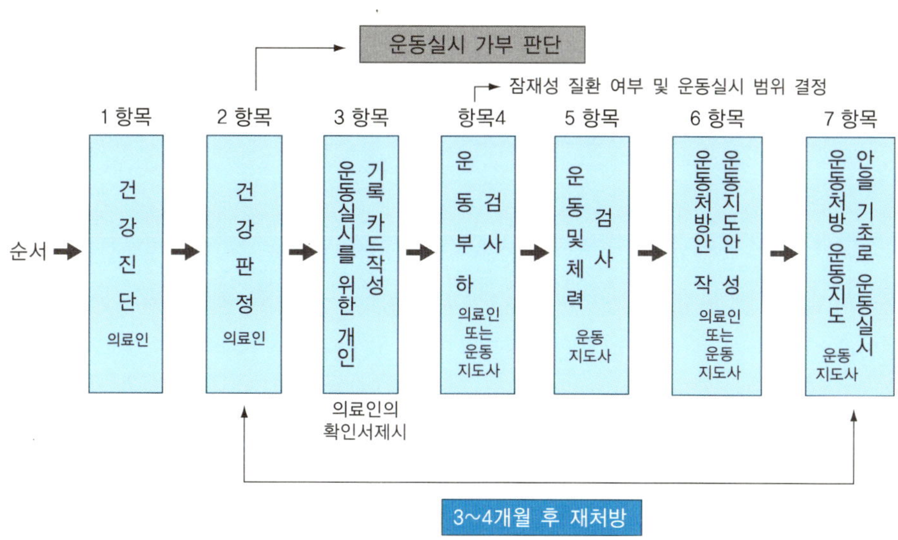

표 2-1. 운동처방(지도)시스템에 의한 기본적 역할과 내용

동지도안작성법을 참고한다.

위 표 2-1에서의 운동처방시스템 각 항목에 따른 기본적인 업무에 대한 역할과 내용은 다음과 같다.

위 표 2-1에서의 제1항목에 관한 주요한 업무는 의료인에 역할이다. 건강진단의 내용은 다음장 표 2-2에서 생애전환기 2차 건강진단 결과 통보서에 나타내었다.

제2항목에 대한 업무는 의료인의 역할이다. 운동실시 가부에 대한 판단도 의료인이 한다.

제3항목에 대한 업무는 운동지도사가 한다. 표 2-3에 나타난 개인 기록카드 작성양식(예)를 참고한다. 운동실시를 위하여 의료인으로 하여금 운동실시가 부에 관한 확인을 받은 자에 한하여 운동지도사가 개인기록카드를 제시하고 이때 비만운동처방(지도)업무일 경우에는 다음장 p.26~p.29에서의 표 2-4~표 2-8에서 하루 중 에너지기초대사와 비만도검사방법과 하루에너지 총 섭취량 기초조사방법을 참고하여 운동지도사 혹은 운동실시자가 직접 개인기록카드 란에 기록한다.

표 2-1에서의 운동처방시스템 제4항목에 대한 업무는 의료인 및 운동지도사의 역할이다. 운동실시자의 잠재성질환 유무판정과 운동을 실시할 수 있는 운동의 범위를 결정하여 운동의 종류와 양을 처방 또는 지도하는데 기초자료를 제공하기 위한 목적이다.(다음장 p.32~p.33에서의 그림 2-1과 다음장 p.33~p.38에서의 그림 2-2~4와 표 2-9~10에 대

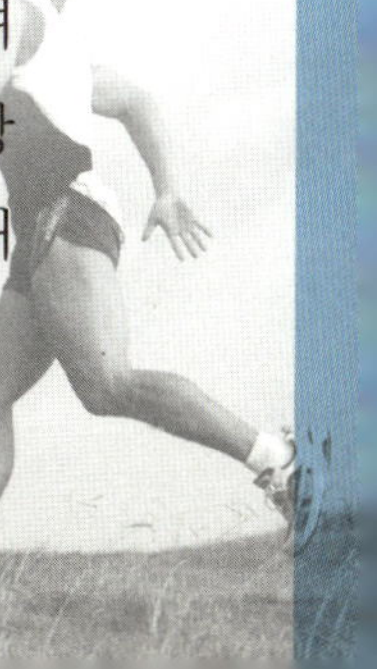

한 운동부하검사 이론을 참고한다.)

표 2-1에서의 운동처방시스템 제5항목에 대한 업무는 운동지도사의 역할이다. 운동지도사는 운동실시자의 운동능력 및 체력검사를 실시한 후에는 반드시 체력의 5단계 평가기준표를 기초로하여 검사된 검사 수치가 체력 가운데에 체력이 제3단계인 경우에는 "보통"을 중심으로하여 보통이란 용어를 운동지도안 작성시 체력평가란에 기록한다. 검사된 수치가 체력이 2단계면 보통보다 못함, 체력이 1단계면 아주 못함으로 평가하여 체력평가란에 기록한다. 체력이 4단계면 보통보다 좋음, 체력이 5단계면 아주 좋음 등으로 체력을 평가하여 평가하는 "용어"로 사용한다. 체력의 평가는 연령별, 성별, 직업별 등에 따라서 체력이 평가되어야 한다. 체력을 검사한 수치가 체력의 5단계까지 평가기준까지와 향상될 수 있도록 체력의 구성요소가 균형있는 운동을 지도하는 것이 운동처방(지도) 목표가 된다.

표 2-1에서의 운동처방시스템인 제6항목에 대한 업무는 의료인과 운동지도사의 역할이다. 운동처방(지도)안 작성에 필요한 기본적인 내용은 제3장 p.48에서의 운동지도안작성법을 참고한다.

표 2-1에서의 운동처방시스템 제7항목에 대한 업무는 운동지도사가 담당한다. 운동처방(지도)안에 따라서 운동을 실제로 지도하는 현장에서 운동을 지도한다. 운동기간은 최저 3~4개월 동안 운동을 실시 한 후 다시 운동동처방(지도)시스템인 제1항목과 2항목에 의거 의료인으로 하여금 다시 재 처방 받아 운동을 반복하여 실시하게한다.

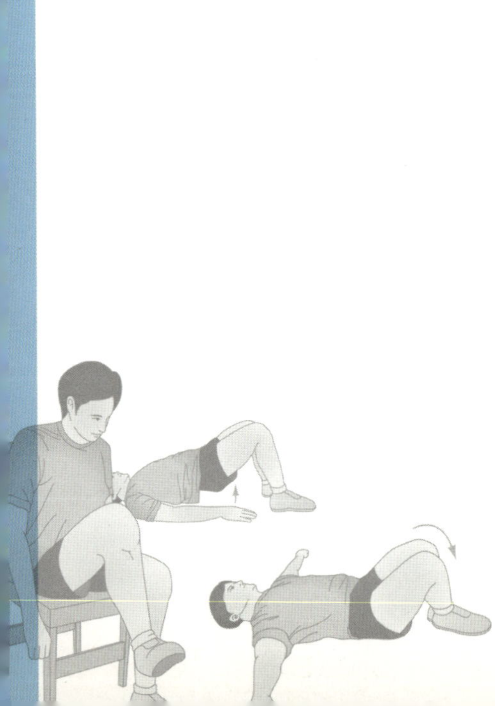

보건복지부 양식인 별지 제13호서식에 의거

표 2-2. 생애전환기 2차 건강진단 결과통보서 (예) (만 40 · 66세)

성 명		주민등록번호	- 1(2)******		
사 업 장 명 (보장기관기호)		지 점 명 (보장기관명)		부 서 명	

생활습관검사(평가 및 처방)결과

구 분		평가 및 처방	
흡연	니코틴의존도	□ 낮음(0-3점) □ 중간 정도(4-6점) □ 높음(7-10점)	
	처 방	□ 상담 및 교육 □ 니코틴 대체 요법(껌, 패치, 사탕 등) □ 부프로피온 □ 연계(금연 클리닉 또는 금연 콜센터)	
음주	평 가	□ 적정음주 □ 위험 음주 □ 고위험 음주(알코올 남용, 알코올 의존)	
	처 방	□ 상담 및 교육 □ 약물 치료 □ 연계(금주 단체, 금주 클리닉)	
운동	평 가	□ 부족 □ 기본 □ 충분	
	처 방	종 류 : □ 빠르게 걷기 □ 수영 □ 등산 □ 에어로빅 □ 스트레칭 □ 근력 운동 □ 기타 ( ) □ 연계	
		시 간 : □ 10분 □ 15~30분 □ 30분 이상 □ 기타	
		빈 도 : □ 주 1~2회 □ 주 3~4회 □ 주 5회 이상	
영양	평 가	□ 나쁨 □ 보통 □ 양호	
	처 방	□ 더 드 십 시 오 (□ 유제품 □ 단백질류 □ 야채와 과일) □ 줄 이 십 시 오 (□ 지방 □ 단순당 □ 염분(소금)) □ 올바른 식사습관 (□ 아침 식사 거르지 않기 □ 골고루 먹기) □ 연 계 (영양 교실)	
비만	평 가	체질량 지수	허리둘레
		□ 저체중 □ 정상체중 □ 비만 □ 고도비만	□ 복부비만
	처 방	□ 식사량을 줄이십시오 □ 간식과 야식을 줄이십시오 □ 음주양과 횟수를 줄이십시오 □ 외식이나 패스트푸드를 줄이십시오 □ 운동 처방을 참고하십시오 □ 연계(비만 클리닉) □ 기타( )	

□ 당뇨병, 고혈압 검사 결과

구 분	당뇨병	고혈압
진단검사	공복혈당 mg/dl	측정혈압 : mmHg
진단결과	□ 정상 □ 공복혈당장애 □ 당뇨병	□ 정상 □ 고혈압 전단계 □ 고혈압
치료계획	□ 다음 건강검진시 확인 □ 운동과 식이 조절하며 2~3개월 후 재검 □ 약물 치료 필요	□ 다음 건강검진시 확인 □ 운동과 식이 조절하며 2-3개월 후 재검 □ 약물 치료 필요

질환별 판정					
종합판정					
소견 및 조치사항					
요양기관기호		건강진단기관명		건강진단장소	
건 강 진 단 일		종 합 판 정 일		통 보 일	

※ 건강진단결과 정상으로 판정된 경우도 정기적인 건강검진을 통해 질병의 조기발견과 현재의 신체상태를 파악하고 이를 통한 건강관리를 해나가시기 바랍니다.

※ 건강진단 결과통보서상 요양급여가 필요하다는 의사의 소견이 기재된 경우, 요양급여의뢰서(진료의뢰서)로 갈음하여 2단계 요양급여(종합전문요양기관)를 받으실 수 있습니다.

판정 의사	면허번호	
	의사명	(인)

표 2-3. 개인기록카드 작성 양식 예

<table>
<tr><td>등록번호</td><td colspan="2"></td><td colspan="2">날짜 :</td><td rowspan="3">사 진</td></tr>
<tr><td colspan="5">1. 성 명 : (인) 성 별 : 생년월일 :</td></tr>
<tr><td colspan="3">2. 자 택 :
직 장 :</td><td colspan="2">TEL. 자 택 :
TEL. 직 장 :</td></tr>
<tr><td colspan="2">3. 취미 및 특기 :</td><td>4. 수면시간 :</td><td colspan="3">5. 대 변 : 회/일</td></tr>
<tr><td colspan="2">6. 식 사
회/일</td><td>7. 식사시간
아 침 시
점 심 시
저 녁 시</td><td>8. 간식종류 :
야식종류 :</td><td colspan="2">9. 싫어하는 음식 :
특히 좋아하는 음식 :</td></tr>
<tr><td colspan="2">10. 현재 약물복용은?</td><td colspan="4">1) 강압제 2) 심장약 3) 혈당강하제 4) 습관성의 약품
5) 기타 약품</td></tr>
<tr><td colspan="6">11. 다음 사항 중 해당란에 표시한다.
① 일반적 운동지도.
② 정형외과적 질환유무에 따른 운동지도.
③ 내과적 질환 유무에 따른 운동지도.</td></tr>
<tr><td colspan="6">12. 숙지사항
① 운동지도안 작성은 의료인에 허가에 의하여 예방의학과 자조의학적 측면에서 국민건강증진을 위한 목적으로 운동지도사가 작성하여 운동지도를 한다.
② 운동지도안을 작성하기 전 귀하의 건강상태를 의료인으로 하여금 운동의 필요성을 확인 한 후 운동으로 인한 건강상 위해를 초래할 수 있는 귀하의 신체적 결합이나 잠재성 인자를 조기에 발견하고 발견된 인자를 교정할 수 있는 기회를 제공하고 합리적인 운동지도를 실시하기 위하여 다음장 그림 1-1에 나타난 운동지도시스템에 의거 운동지도안을 작성하기 때문에 개인기록카드 및 문진에 대한 설문과 비만예방을 위한 개인정보에 대하여 상세하게 기록하여 주시기 바랍니다.
③ 운동지도안 작성은 최저 3~4개월에 1회씩 의무적으로 실시하며 그 외에는 자유의사에 따라 실시합니다.</td></tr>
<tr><td colspan="6">13. 운동처방사 및 운동지도사 의견</td></tr>
<tr><td colspan="6"></td></tr>
<tr><td colspan="6">년 월 일 운동처방사 (인)
년 월 일 운동지도사 (인)</td></tr>
</table>

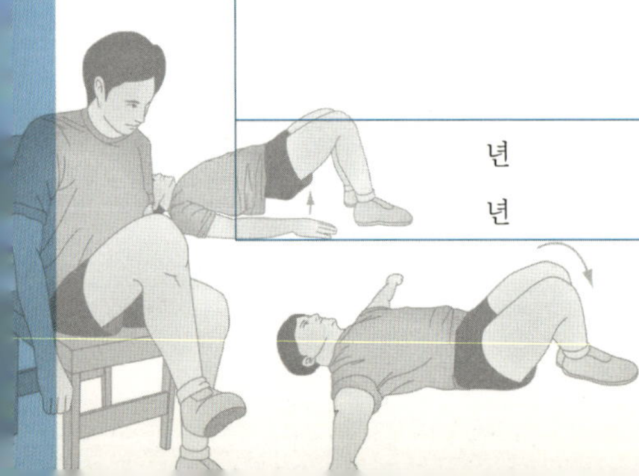

2. 개인기록카드작성시 문진을 위한 설문(예)

1. **다음의 문진과 설문내용은 귀하의 현재 건강과 의식상태를 알아보기 위한 것입니다. 구체적으로 정확하게 답하여 주십시오.**

1) 귀하의 직업은 하루에 몇 시간 일을 하십니까? ( )

2) 현재 직업의 취업 년 수는 몇 년이나 되었습니까? ( )

3) 직장까지의 통근방법은 어떤 방법으로 하고 계십니까? ( )

4) 가정과 직장에서의 스트레스를 받는 정도는?

① 많다 ② 보통 ③ 없다

5) 지금까지 정기신체검사에서 특히 주의하라는 권고를 받은 적이 있습니까? ( )

6) 가족병력과 사망의 원인 중 해당 난에 표시해 주십시오.

① 고혈압 ② 심장병 ③ 뇌졸중 ④ 당뇨병 ⑤ 기타질병

7) 현재 질병이 있습니까? 있으면 기입하여 주십시오. ( )

8) 흡연유무 개/일

· 음주 회/주 · 마시는 술의 종류 ( )

9) 과거에 실시했던 운동종목은?

운동종목 : 운동시간 : (시간/분) 회/주

10) 현재 실시하고 있는 운동종목은?

운동종목 : 운동시간 : (시간/분) 회/주

11)현재 정기적으로 운동을 하고 있습니까? ① 하고 있다. ② 안한다.

3. 비만운동처방을 위하여 에너지기초대사를 체중으로 계산하는 공식과 신체조성상태를 알아보기 위한 개인정보

① 체중으로 기초대사 계산하는 공식
- 남자 : Cal/하루 = 14.1 × 본인의 체중(kg) + 620
- 여자 : Cal/하루 = 10.8 × 본인의 체중(kg) + 620

② 다음장 표 2-4에서 기초대사와 활동지수, 표 2-5에서 활동대사의 성병, 년영별 계수를 이용하여 남자, 여자 15세 이상 일상 시 하루의 총에너지 소비량공식=

$$\frac{\underset{(\text{표 2-4참고})}{24.3(\text{일상시 하루기초대사량})} \times \text{본인의 체중(kg)} \times \underset{(\text{표 2-5와 표 2-4참고})}{(\text{활동대사}) + (\text{활동지수})}}{0.9}$$

표 2-4. 각종운동강도별 하루 기초대사와 활동지수 (20~29세 남자)

운동 강도	체중 1 kg당 하루기초대사량(Cal/kg/하루)	활동 지수
보통	24.3	0.50
약간 무거움	24.8	0.75
무거움	25.3	1.00
상당히 무거움	25.8	1.25

표 2-5. 활동대사의 성별 연령별 계수

연령(나이)	남자	여자
15	1.16	1.01
16	1.12	1.02
17	1.09	1
18	1.07	0.99
19	1.05	0.98
20~29	1	0.96
30~39	0.95	0.91
40~49	0.93	0.87
50~59	0.92	0.86

표 2-6. 신체밀도에 의한 비만도 검사방법

남자용 신체밀도를 구하는 공식

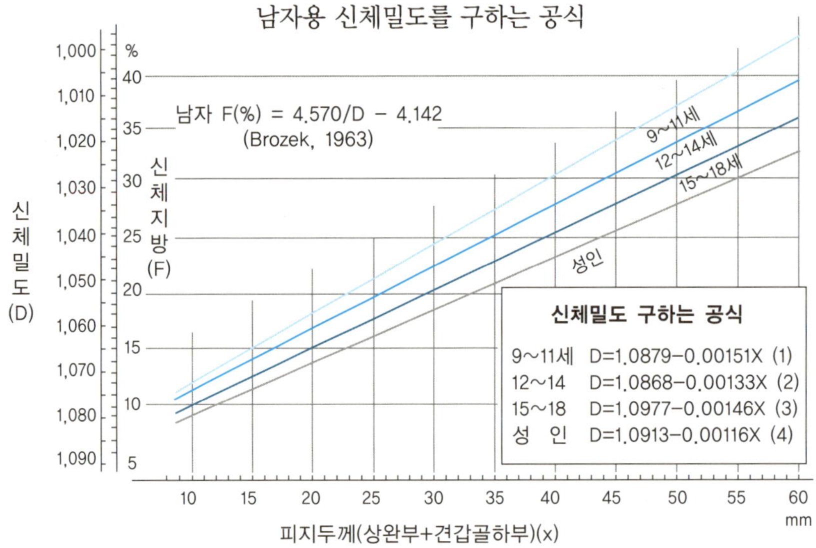

표 2-7. 여자용 신체밀도를 구하는 공식

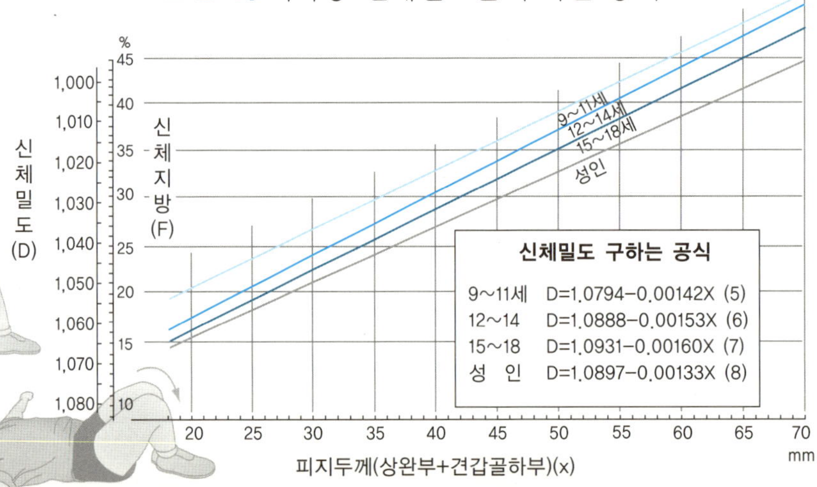

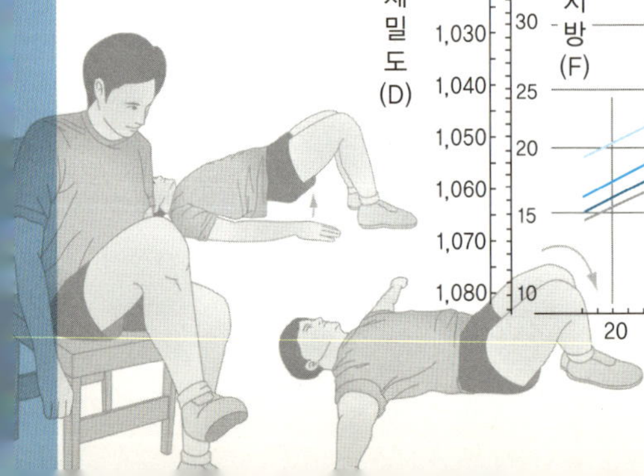

4. 비만도 검사에 의한 신체조성 상태를 알아보는 공식

신체조성상태란 ① 신체내의 지방량(Fat %) ② 신체내의 근육량(L.B.M)kg ③ 뼈의 밀도를 말한다.

① 신체내의 지방량 Fat(%)=(4.570÷신체밀도〈D〉−4.142) × 100

② 신체내의 지방량(kg)= $\frac{\text{체중 70 kg} \times \text{Fat=23\% 이므로}}{100}$ = 16.1 kg이 되며

③ 신체내의 근육량(LBM)(kg)= 체중70 kg − 지방량16.1 kg이므로=53.9 kg이 된다.

표 2-8. **음식물섭취에 의한 하루에너지 총 섭취량 기초조사 (예)**

<table>
<tr><td>성 명</td><td colspan="5"></td><td rowspan="3">조사날짜와 주로 음식물을 섭취한 내용을 기록</td></tr>
<tr><td>성 별</td><td colspan="5"></td></tr>
<tr><td>직 업</td><td colspan="5"></td></tr>
<tr><td>운동실시 종목
(유산소운동
무산소운동기재)</td><td rowspan="5">음
식
물
섭
취
내
용</td><td>아침
(집)</td><td>점심
(도시락)</td><td>저녁
(집)</td><td>간식
(집, 외식)</td><td rowspan="5">조사일
200 년 월 일
하기에 해당되는 것을 ( )에
기입하여 주십시오.
집(가정식), 하(하숙), 도(도시락),
자(자취), 외(외식), X(결식)
※ 총섭취칼로리는 식품당 100 g
100칼로리로 계산한다.</td></tr>
<tr><td></td><td></td><td></td><td></td><td></td></tr>
<tr><td>운동시간
(하루의 신체활동
총시간을 기록)</td><td></td><td></td><td></td><td></td></tr>
<tr><td rowspan="2"></td><td>총섭취
칼로리</td><td>총섭취
칼로리</td><td>총섭취
칼로리</td><td>총섭취
칼로리</td></tr>
<tr><td></td><td></td><td></td><td></td></tr>
</table>

식품군	식품명 과 양	Kcal	식품명 과 양	Kcal	식품명 과 양	Kcal	식품명 과 양	Kcal	식 품 명
주식류 빵, 밥, 면 등									몇 공기, 몇 조각, 몇 그릇 등 기입 * 식품 100 g당 100칼로리로 계산

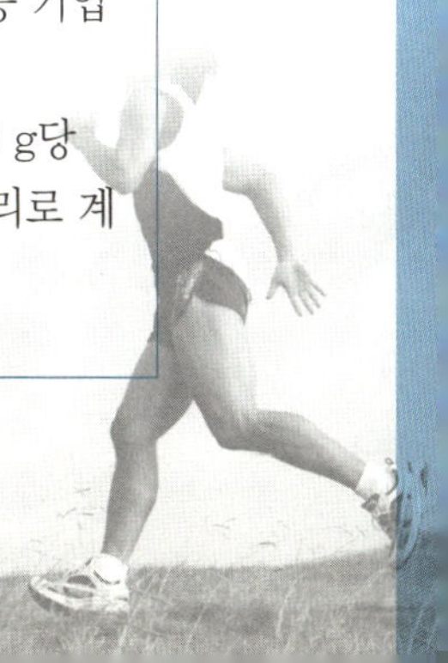

표 2-8. 영양관계 기초조사 (예)

성명 :			성별 :				직업 :		
식품군	식품명 과 양	Kcal	식품명 과 양	Kcal	식품명 과 양	Kcal	식품명 과 양	Kcal	식품명
육류, 햄, 계육 등									몇 조각, 대, 중, 소 부위 및 몇 등 기입.
생선류 날것, 절임, 가공품									날것, 절인것, 캔 등. 가공품 등 기입
알 류									몇 개 및 종류 기입.
우유 및 유제품									몇cc, 몇 개, 종류, 가격 등 기입.
콩류 및 두부류									국, 두부 및 조각, 콩g 등 기입.
야 채 류 생것, 절임, 전분 등									입인가, 줄기인가, 뿌리인가, 감자류인가, 개수, g 등 기입
절 임 류									몇 장, 몇 개, 종류

(식품 100 g당 100칼로리로 계산)

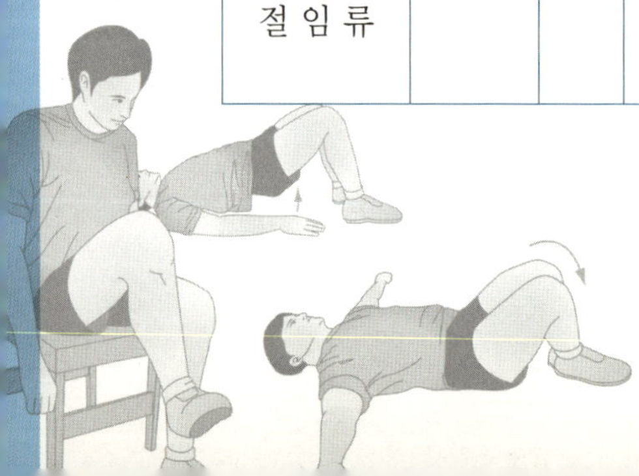

표 2-8. 영양관계 기초조사 (예)

성명 :				성별 :			직업 :		
식품군	식품명 과 양	Kcal	식품명 과 양	Kcal	식품명 과 양	Kcal	식품명 과 양	Kcal	식품명
해 초 류									날것 및 크기 갯 수
조미료, 사탕, 기름, 화학 조미료									큰 것, 작은 것, 수저로 몇 개, 기름종류 기입
과 일 류									대, 중, 소 몇 개, 조각 등 기입
과 자 류									카스테라, 생과자, 가격, 초콜릿, 갯 수 기입
음료수류									컵, 병, 커피 몇 cc 및 음료수 기입
외식 및 시판되는 재료									재료명, 단가, 크기, 갯 수 기입
총 섭 취 칼 로 리	※ 식품을 100 g당 100칼로리로 계산하여 총하루섭취한 칼로리를 기재								

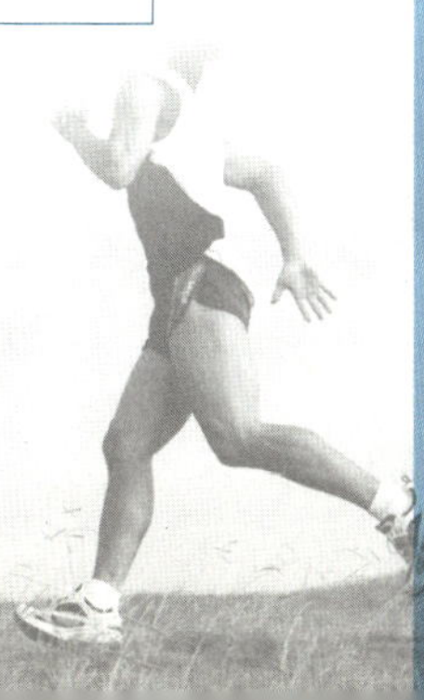

5. 운동부하검사의 이론성

• 신체활동이나 운동의 경우에 있어서 운동부하검사의 법적, 제도적 근거는 국민건강증진법 제19조 시행령, 시행규칙에 명시되어 운동지도인력들이 업무를 수행 할 수 있도록 명시되어 있으나 의료인과도 같이 업무를 수행 할 수 있다.

1) 운동부하검사의 정의

인간의 기초대사부터 일상생활 또는 심리적한계내지는 생리적 한계상태에서 잠재성질환유 · 무를 검사하는 방법이라고 정의한다.

• 주의사항

심장내과 혈관계 및 잠재성질환이 있는 경우에는 신체활동과 운동은 인간의 생명과 직결(돌연사, 스포츠사)되기 때문에 항상 심장내과 혈관계 전문의사의 감독과 운동지도사의 지휘 하에 운동부하검사를 실시한 결과를 기초로하여 운동지도안이 작성하여야 한다.

• 운동부하검사의 목적

제2차 예방의학적 측면에서 잠재성질환의 조기발견과 조기치료에 목적과 의료인이 건강검진 후 운동이 필요로 한다고 판정하였을 때 운동부하검사를 실시한다. 또한 운동부하검사 후 운동실시자에 대한 운동실시 범위를 결정하기 위하여 운동부하검사를 실시한다. 결론적으로 운동지도안을 작성하기 위한 목적과 국민건강증진 목적으로 운동을 안전하게 실시 할 수 있도록 하는데 운동부하검사의 목적이 있다.

2) 운동부하검사방법의 종류

① 최대운동부하(Maximum Test)검사 ② 최대하운동부하(Sub-maximum Test)검사로 나누어 실시한다.

(1) 최대운동부하검사(Maximum Test)

• 일상생활에서 신체를 움직이는 범위가 생리적 한계 내지는 그 이상까지 신체를 움직이는 경우 최대운동부하검사를 실시한다. 즉, 극한 작업과 최대까지 운동을 실시하기 위하여 신체를 움직이는 사람은 최대운동부하검사를 통하여 생리적 한계의 상태에서 호흡, 순환, 심장내과 혈관계에서의 그 응답반응 결과에서 신체내의 잠재성질환유무를 판정하여 운동처방(지도)안을 작성하기 위하여 최대 운동부하검사를 실시한다.

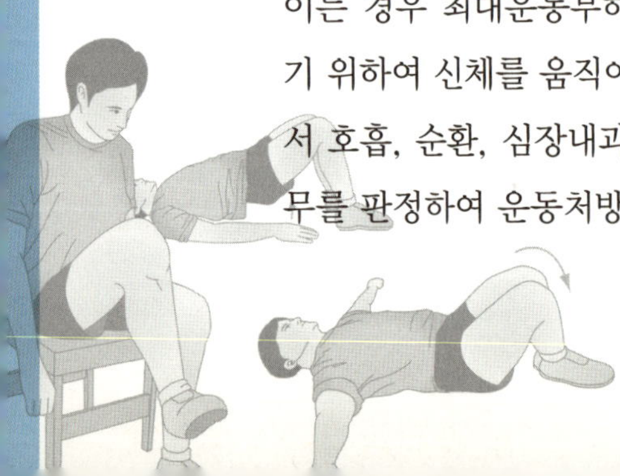

참고: 생리적한계의 기준

① 최대심박수의 90%이상

② 혈중젖산 4 mol 이상 축적

③ 호흡상(Respilratory Quotient. R.Q)가 1.0~1.25이상(CO_2/O_2)

최대운동부하검사 주대상자는 첫째 일반인들 가운데에서 일상생활 또는 운동중에 돌연사, Sports사 등에 대한 원인 가운데에 평소에 건강하다고 하는 사람 중에 ① 심비대형심근증 ② 심근염 ③ 선청성심질환과 중고년자들 가운데에 관상동맥질환(허열성질환)등에 대한 운동부하검사를 통하여 ① 관상동맥질환 ② 심근의 비대증 심근허혈과 괴사 ③ 부정맥 Ⓐ 서맥(정과부), 둘 째 맥박(50~100박/분, 정과부), 셋 째 빈맥정(QRS〈0.12초 있다, 없다와 QRS≧0.12초 있다, 없다), 빈맥, 부정맥 등에서 질병의 조기발견과 조기치료 목적 넷째 극한작업 실시자, 운동경기선수, 프로선수 등 평소 건강마라톤 등 생리적 한계까지 운동이나 스포츠를 실시하는 자.

(2) 최대하운동부하검사(Sub-maximum Test)

- 생리적한계 이내에서의 잠재성질환유무판정을 위한 최대운동부하검사이전 예비검사
- 의료인이 제1차, 호흡, 순환, 심장내과계에 이상유무를 판정할 때 운동부하검사가 필요하다고 인정할 때 또는 운동이 필요하여 운동의 실시 범위를 결정하기 위하여 운동지도안작성시 운동을 안전하게 지도하기 위한 목적으로 최대하 운동부하검사를 실시한다.
- 사전 운동부하시험상 숙지사항 등 기재

① 사전 운동부하시험시에는 먼저 사전에 준비사항과 사전주의사항, 시험중 중지사항 등과 운동부하시험금지(절대적금기, 상대적금기)사항과 숙지사항 등을 확실하게 숙지하고 시험 할 것(상세한 내용은 다음장에서 설명).

3) 운동부하시험방법의 종류와 시험장비

① 걷고, 달리기 등 운동장트랙 등을 이용하는 방법

② 트레이드밀(Treadmill)을 이용하는 방법

③ 자전거에르고미터(Ergometer)등을 이용하며 시험장비는 운동중에 ⓐ 심박수측정기

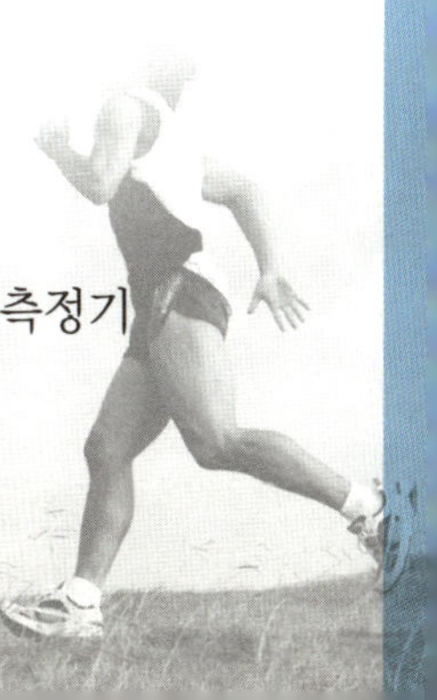

와 심전도계 ⓑ 가스분석기 ⓒ 운동 중 혈압측정장비 ⓓ 호흡기측정장비와 산소섭취량과 소비량 측정 장비 등.

④ 기타 운동부하검사 중 혹은 후에 문제가 발생할 경우를 대비하는 제반 응급처치장비 등.

4) 운동부하검사 시 최대심박수를 추정하기 위한 "제반공식"을 이용하는 방법

운동부하검사 시 추정최대심박수를 구하는 공식은 최대심박수의 저하곡선(방정식)을 이용한다.

추정예상 최대심박수를 구하는 공식은 나이가 들어감에 따라서 심박수가 저하되기 때문에 연령과 최대심박수의 저하곡선(저하곡선방정식) 등을 이용한다. 그동안에 연구자들의 발표된 최대심박수의 저하곡선방정식을 그림 2-1에서 최대 심박수의 저하곡선(방정식)으로 나타내었다.

그림 2-1. **최대심박수의 저하곡선(방정식) ($\hat{Y}$= 최대심박수, X= 연령)**

연구자명(연구발표년도)	1차방정식
Binkhorst (1966)	$\hat{Y}$ = −0.69X+204
Davies (1968)	$\hat{Y}$ = −0.65X+210
Sheffield (1969)	$\hat{Y}$ = 210−X/2
American Heart Association (1972)	$\hat{Y}$ = 220−X
Wolthuis (1977)	$\hat{Y}$ = −069X+204
Barnard (1979)	$\hat{Y}$ = −0.72X+205
Drinkwater Horvath (1979)	$\hat{Y}$ = −0.78X+209
성동진 (1992, 2001)	$\hat{Y}$ = 205−0.49X

※참고

안정 시 심박수에서 예상 최대심박수를 구하는 공식(미국심장의학회, 1972년)

$\hat{Y}$ = 1.1X+115, $\hat{Y}$ = 예상 최대심박수, X = 안정시심박수

5) 간접적운동부하검사 실시방법(예)

(1) P.W.C^{170} (Physical Working Capacity)을 이용하는 방법

이 운동부하 방법은 1948년 Holger Wahlund가 연구하여 소련레닌체육연구소에서 그 이론성이 확립되어 보급되었다. 이론성은 평균심박수170박/분일 때에의 운동부하시의 호흡,

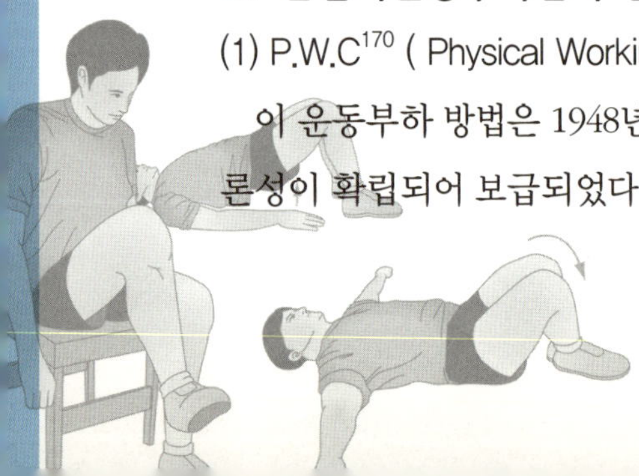

순환, 심장계의 적성(optimum) 기능의 개시의 의미이며 이때 신체의 작업능력을 나타내는 호흡, 순환, 심장계를 평가한다.

(2) 주관적운동강도(Rating of Perceived Exertion, R. P. E) 이용

생리적인 운동강도인 심박수, 심박수준(%,H. Rmax) 혹은 산소섭취수준(%,VO_{2max})등을 주관적인 운동 강도로 나타낸다. 즉, 자신의 운동에 대한 노력감, 신체의 피로감등은 물리적 강도와 보통은 정비례의 관계에 있다고 1962년에 스웨덴의 심리, 생리학자인 Borg에 의해 제시되었다. 주관적 운동강도를 개인의 체력에 따라 운동강도의 지표를 6~20단계로 나누어 이용하는데 다음 그림 2-2에서 R. P. E척도의 주관적운동강도를 각 간계별로 영어표시와 한글표시로 나타내었다.

그림 2-2. R. P. E척도의 영어표시와 한글표시

영어표기	한글표기
20	
19 Very very hard	대단히 무겁다
18	
17 Very hard	꽤 무겁다
16	
15 Hard	무겁다
14	
13 Somewhat hard	약간 무겁다
12	
11 Fairly light	보통이다
10	
9 Very light	꽤 약하다
8	
7 Very very light	대단히 약하다
6	

(3) 상대적 심박수를 이용하여 최대심박수(%HRmax)를 구하는 방법

① 연령에 따라서 최대심박수(H Rmax)와 안정시심박수(H Rrest)가 다르기 때문에 절대적심박수(Absolute heart rate)대신에 상대적 심박수(%max)공식을 이용한다. 그 예는 다음과 같다.

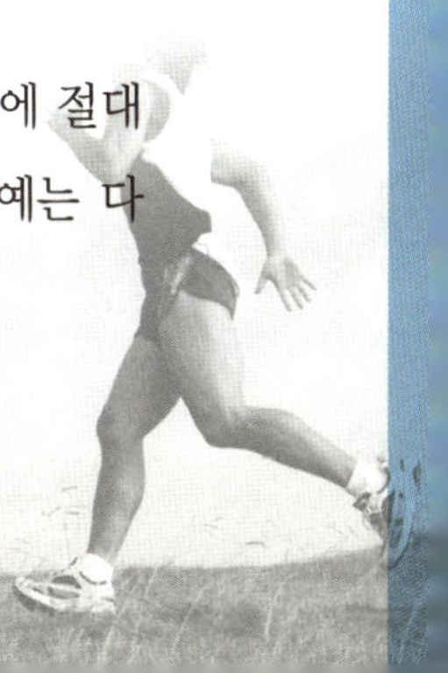

상대적심박수 %HRmax= [(H. Rex − H. Rrest) / H. Rmax − H. Rrest)] × 100 란 공식과 또는 H. Rrest + a(H. Rmax − H. Rrest) 등을 이용하는 것이 일반적이다.

해설 : 최대심박수(%H. Rmax)가 의미하는 것은 연령에 의해서 동일 심박수에 의한 생리학적 운동부하 강도는 다르다. 그렇기 때문에 연령차에서 보여지는 최대심박수가 다른 것을 제외한 상대적심박수로서 %H Rmax란 상대적 심박수를 이용한다.

② H. Rrest + 0.6 혹은 0.7(H. Rmax − H. Rrest)와 [(H. Rex−H. Rrest)/(H. Rmax−H. Rrest)] ×100 등의 공식은 연령에 따라서 최대심박수와 안정시의 심박수가 각각 다른 것을 고려하지 않으면 안되기 때문에 이러한 의미에서 H. Rrest + 0.6 혹은 0.7이란 숫자를 사용하여 상대적심박수를 구하는 공식을 이용한다. 그 예는 다음과 같다.

(H. Rmax − H. Rrest) 혹은 [(H. Rex − H. Rrest)/(H. Rmax − H. Rrest)] × 100 이란 상대적 심박수를 이용한다. 전자는 주로 운동처방시의 운동강도의 지표로 이용되고 후자는 일반적 운동처방시와 작업중의 작업강도를 나타낼 때 이용된다.

6) 승강운동을 통한 운동부하검사방법

일정한 높이의 승강운동받침대, 남자는 13~29세는 40 cm높이의 받침대를 사용하고 그 외는 받침대의 높이가 35 cm되는 받침대를 이용한다. 여자는 전연령 모두 35 cm높이의 받침대를 오르내리는 속도로 남녀 모두 29세 이하는 30회/분, 30세 이상은 24회/분으로 받침대에서 승강운동을 3분간 실시 한 후 의자에 앉아서 운동 후의 심박수를 ① 1~1분 30초 ② 2~2분30초 ③ 3~3분30초 3회의 심박수를 측정하여 다음의 득점공식으로 계산하여 호흡순환기능을 평가한다.

득점 계산 공식 = [180(또는 운동지속시간, 초) ÷ 3회의 심박수 합계 × 2] × 100

(1) 참고사항

① 운동 전 스트레칭운동 실시 시에는 스트레칭의 운동효과를 숙지시키면서 특히 스트레칭의 목적, 스트레칭을 실시하는 근의 부위, 의식관계, 스트레칭을 실시하는 시간관계, 스트레칭을 실시하고 있는 근 부위에 신경을 집중시키고 정확한 동작으로 실시할 수 있도록 주지시킨다.

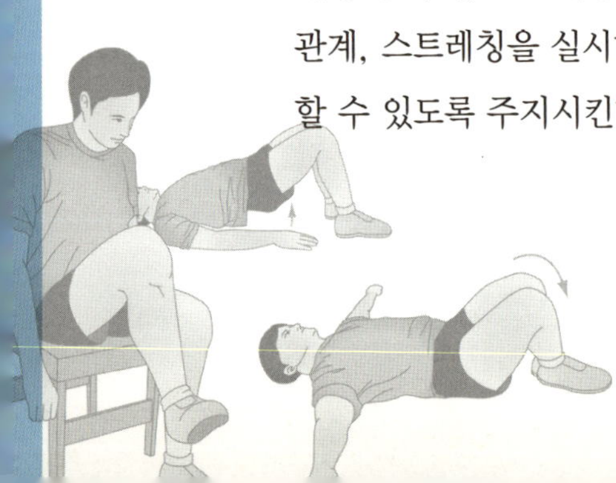

(2) 주의사항

① 말초 근육에 저항을 받는 등척성운동 등은 되도록 피하도록 주의시킨다.

② 고혈압 환자 등 고위험군에 대해서는 복약관계에 따른 심박수와 혈압변화를 항상 주지시키면서 위험성이 없는 범위내에서 운동을 할 수 있도록 주의 시킨다.

7) 운동부하검사중 검사자가 기록하여야 할 사항

(1) 보그스케일 (자각적 운동강도)

(2) 혈압변동사항

(3) 심전도상의 OR, ST, T파의 변화

8) 호흡기능 검사방법

(1) 폐활량검사(Baldwin식) = 예비흡기량 + 1회환기량 + 예비호기량

일반적으로 건강한 사람들 대상으로 "호흡기능" 검사 대상자는 다음과 같다.

① 운동 시에 숨이 차고 헐떡거리는 증세가 강한 사람

② 10년이상 흡연자

③ 만성적으로 목기관지에서 가래침이 있는자

④ 장기간에 걸쳐 호흡기질환에 걸려 있던 사람등에 필요한 폐기능검사에 필요한 공식은 다음과 같다.

(2) 폐활량검사(Baldwin식)공식

남자(㎖) = (27.63 − 0.112 × 연령) × 신장(㎝)

여자(㎖) = (21.78 − 0.101 × 연령) × 신장(㎝)

(3) 노력성폐활량(Ferris식)

남자(㎖) = 51.0 × 신장(㎝) − 25.0 × 연령 − 3550

여자(㎖) = 33.0 × 신장(㎝) − 23.0 × 연령 − 1400

(4) 1초량(Ferris식)

남자(ℓ) = 0.036 × 신장(㎝) − 0.002 × 연령 − 1.65

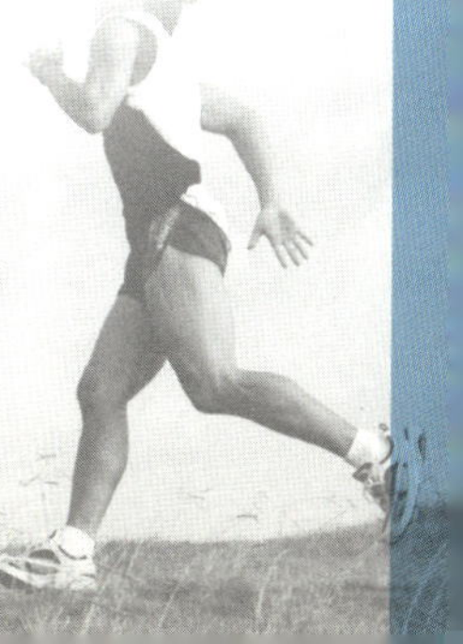

여자(l) = 0.021×신장(㎝) - 0.022×연령 - 0.62

(5) 1초율(Berglumd식)

남자(%) = 91.8 - 0.373×연령

여자(%) = 92.1 - 0.261×연령

(6) 폐확산 기능검사(DLcoss단위)

흡입한 공기가 동맥혈증에 들어올때까지의 과정에서 호흡게기관지, 폐포에서의 확산에 의한 산소의 이동에서 폐포벽, 간질, 혈당, 적혈구벽을 통과하여 혈색소와 화학결합할때까지를 폐확산 기능을 검사하는 공식을 다음과 같다.

남자 = (20.6 - 0.086×연령)×신장(㎝)

여자 = (15.9 - 0.038×연령)×신장(㎝)

(단위 DLcoss)

9) 운동부하시험 시 프로토콜의 선택

(1) 최대운동부하시험 검사 시 트레이드밀에서의 프로토콜 선택방법을 다음장에 그림 2-3과 자전거에르고미터에서의 프로토콜 선택방법을 그림 2-4에 남, 여 별로 나타내었다. 최대운동부하 시험을 위한 직접적인 방법과 간접적인 방법은 다음과 같다.

① 직접적인 방법 : 직접 운동부하검사 시험방법을 이용, 최대(생리적한계의 기준)상태에서 호흡, 순환 심장계의 응답 반응을 관찰

② 간접적인 방법 : 일정한 공식이나 기타의 방법을 이용 최대를 가정하여 최대하상태에서 보통 최대심박수에 85~90%의 상태에서 검사하는 방법 등이 있다.

※참고로 최대심박수(H. Rmax)와 최고심박수(극대심박수)의 의미

최대심박수란? : 최대산소섭취량 측정시 보통 12~13분사이에 생리적한계에서의 1분동안에 평균 심박수를 말한다.

최고심박수 혹은 극대심박수(Peak heart rate)란?

운동양식, 산소가스농도, 알코올, 흡연, 탈수, 약물투여, 작업자세, 운동, 기온 등에 의해서 변화되는 심박수를 말한다. 그리고 심혈관관계의 운동을 억제하는 부교감신경흥분제 복용시는 안정시와 최대작업시 심박수는 저하된다.

구체적으로는 교감신경흥분제(Atropin)와 부교감신경흥분제(Proparnolol)를 동시에 복

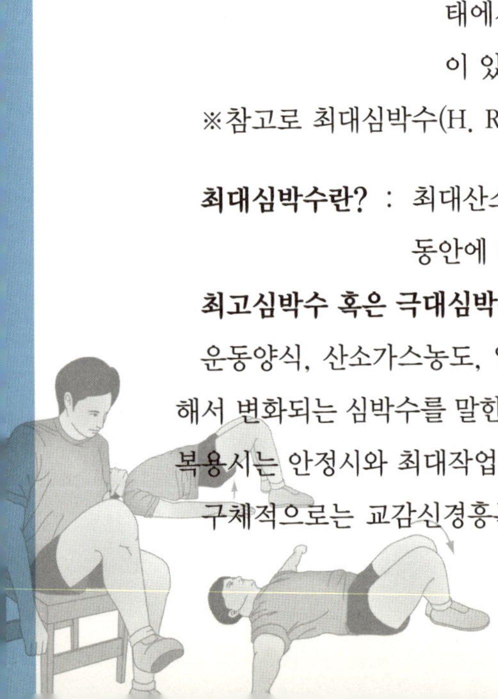

용할 시에는 50% VO_2max이하에 있어서는 교감신경 흥분의 영향이 강하고 50% VO_2max이상인 경우에는 부교감신경 흥분제의 영향이 강하다.

Treadmill과 자전거Ergometer를 이용하여 최대운동부하검사하는 방법

첫째, 일정강도를 계속 유지시켜 최대운동지속시간(All-Out time)까지 검사하는 방법

둘째, 운동강도를 다단계로 최대운동지속시간까지 올리는 방법으로 국제적으로 이용되는 방법을 다음 5가지 그림 2-3과 그림 2-4에서 남 · 여별로 프로토콜 채택방법을 나타내었다.

그림 2-3. 운동부하검사 트레이드밀에서 프로토콜 채택방법

1. Bruce 법

stage	speed(mph)	grade(%)	time(min)
1	1.7	10	3
2	2.5	12	3
3	3.4	14	3
4	4.2	16	3
5	5.0	18	3
6	5.5	20	3
7	6.0	22	3

2. Ellestad 법

stage	speed(mph)	grade(%)	time(min)
1	1.7	10.0	3
2	3.0	10.0	2
3	4.0	10.0	2
4	5.0	10.0	3
5	5.0	15.0	2
6	6.0	15.0	3

3. Naughton 법

stage	speed(mph)	grade(%)	time(min)
1	1.0	0	2
2	2.0	0	2
3	2.0	3.5	2
4	2.0	7.0	2
5	2.0	10.5	2
6	2.0	14.0	2
7	2.0	17.5	2

4. Kattus 법

stage	speed(mph)	grade(%)	time(min)
1	1.5	10.0	3
2	2.0	10.0	3
3	2.5	10.0	3
4	3.0	10.0	3
5	3.5	10.0	3
6	4.0	10.0	3
7	4.0	14.0	3
8	4.0	18.0	3
9	4.0	22.0	3

5. Shefield 법

stage	speed(mph)	grade(%)	time(min)
1	1.7	0	3
2	1.7	5.0	3
3	1.7	10.0	3
4	2.5	12.0	3
5	3.4	14.0	3
6	4.2	16.0	3
7	5.0	18.0	3
8	5.5	20.0	3
9	6.0	22.0	3

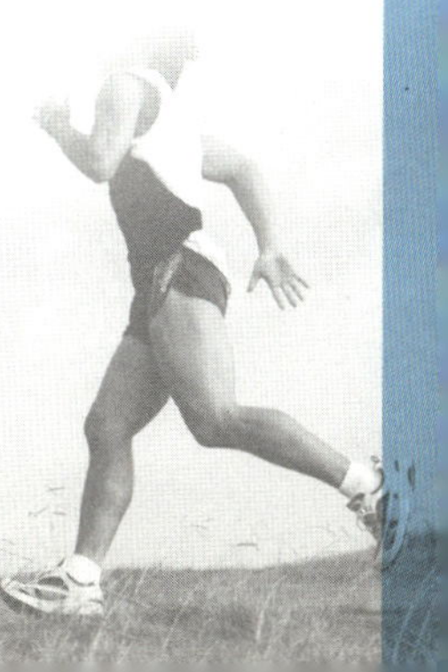

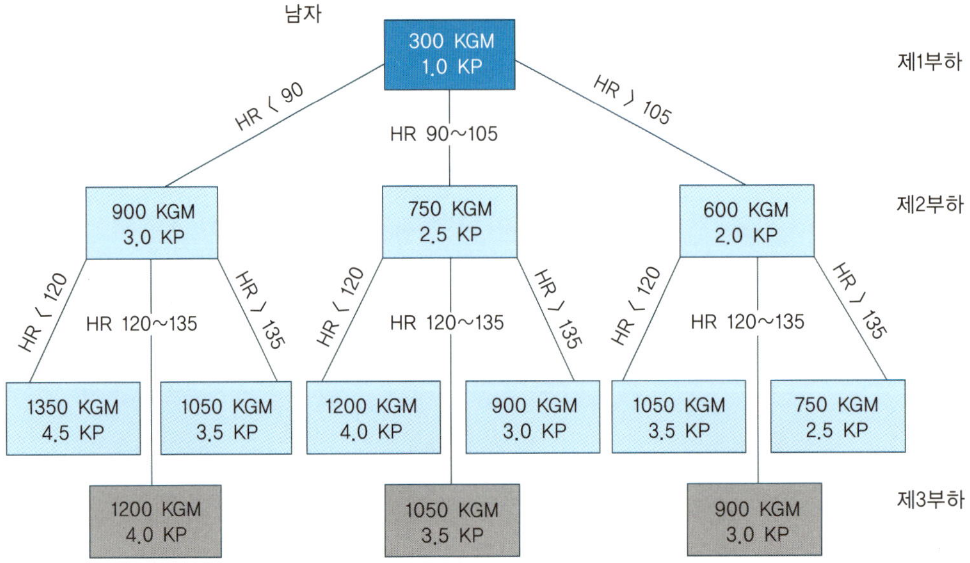

그림 2-4. 자전거 에르고미터를 이용 할 시 남자 프로토콜 채택방법

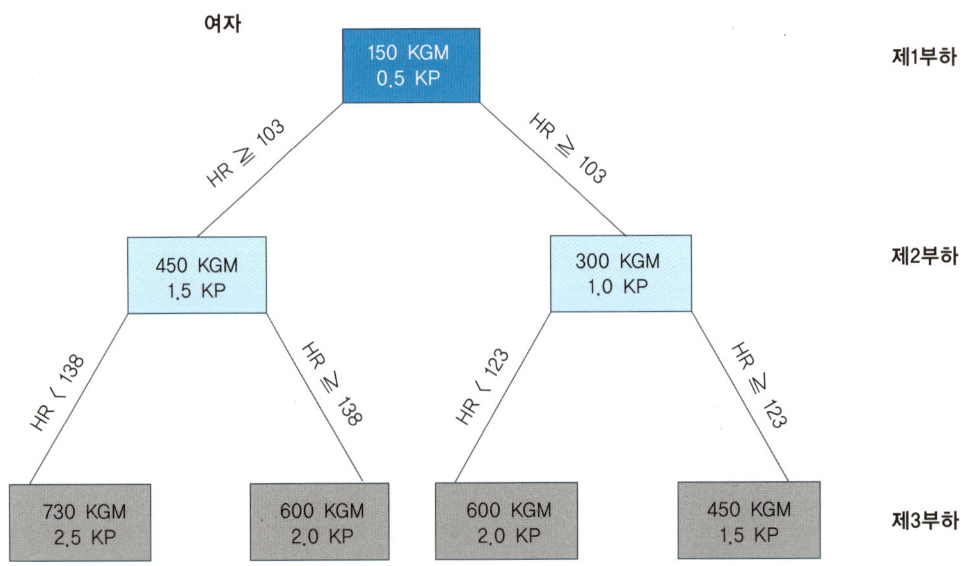

그림 2-5. 자전거 에르고미터를 이용 할 시 여자 프로토콜 채택방법

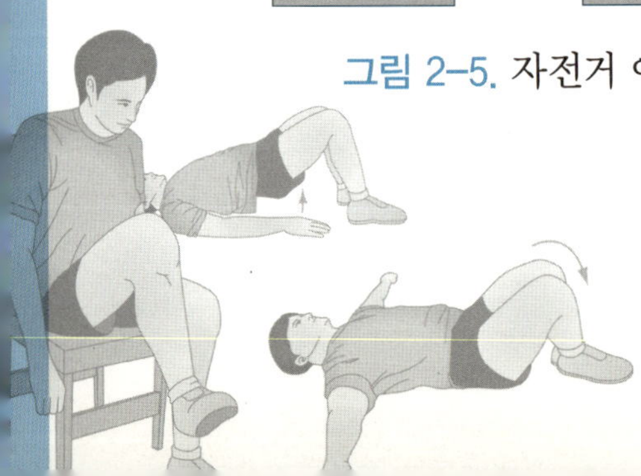

참고사항

(2) 한국인을 대상으로 한 최대심박수 및 최대산소섭취량에 관련된 선행 연구자료

① 서울시로부터 서울시민공원에서 스포츠교실의 생활체육활동에 관한 연구보고 1992년 연구

② 보건복지부에서 시행한 국민건강증진사업 연구보고서(2000년 12월을 참고)

1) 9~15세의 최대심박수 산출공식(예)

① 최대심박수 산출 공식은

Y=−0.5x + 204.71(r=0.9)이며,

Y=최대심박수, x=연령이다.

② 10~69세까지 최대심박수 산출공식은

Y=−0.4879x + 205.344(r=0.95)이다.

Y=최대심박수, x=연령

③ 최대산소섭취량 산출공식은

Y=−0.5185x + 62.821(r=0.87)

Y=ml/kg/분, x=연령이다.

2) 국제적으로 이용되는 최대 산소 및 부채량 산출 공식

① 5분간 달리기 후 최대산소섭취량 산출공식

최대산소섭취량(VO_2max) = 0.019x_1(m) − 0.56x_2(연령) + 17.93

x1m=5분간 달린거리, x2 =연령 (SD=3.64 ml/kg/분)

② 최대산소부채량산출공식

최대산소부채량(VO_2 AT) = 0.021x_1(m) − 0.52x_2(연령) − 0.75

(SD=3.81 ml/kg/분)

③ 12분간 달린 후 최대산소섭취량 산출공식 예

30세가 12분간 2800 m 달렸다고 한다면

최대산소섭취량(VO_2max) = 0.019 × 2800 m − 0.56 × 30세+17.93

= 53.2 − 16.8 +17.93

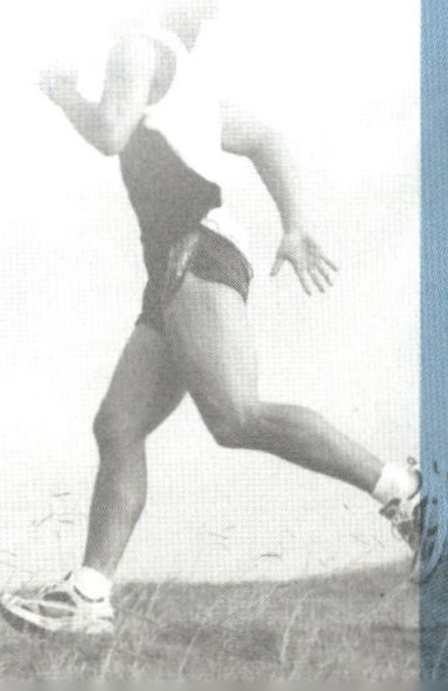

= 54.33 ml/kg/분 이 최대산소섭취량이다.

※ 참고 : 5분간 또는 12분간 운동장에서 달린 검사지점은 검사자가 "생리적 한계"의 조건이 되어야 "검사치"가 인정됨.

④ 최대산소부채량의 산출공식 예

최대산소부채량(VO_2 AT) = 0.021 × 2800 m − 0.52 × 30세 − 0.75

= 58.8 − 15.6 − 0.75

= 42.45 ml/kg/분 이 최대산소부채량이다.

⑤ 쿠퍼의 12분간 트랙을 달릴 경우의 최대산소섭취량 산출공식 (예)

Y = 0.02122x − 7.237

Y = mℓ/kg/분, x=12분간 달린 거리이며 이때 생리적인 한계의 조건이 충족되어야함

⑥ 60세 이상 운동 중 최대산소섭취량 산출공식 (예)

Y = 0.0127x − 0.515

Y = ℓ/분, x=운동 중 심박수,

참고 : ℓ/분이 산출되면 체중으로 나누면 최대산소섭취량이다.

⑦ 5분간 트랙을 달린 후 최대산소섭취량을 구하는 공식 (예)

Y = 13.16x + 572.94

Y=5분간 달린거리, x=mℓ/kg/분

예) 5분 동안 1300 m를 달렸을 경우

1300 = 13.16x + 572.94

13.16x = 1300 m − 572.94

x = 72.7 ÷ 13.16

= 55.24 ml/kg/분이다.

6. 운동부하검사중 검사 중지사항의 기준

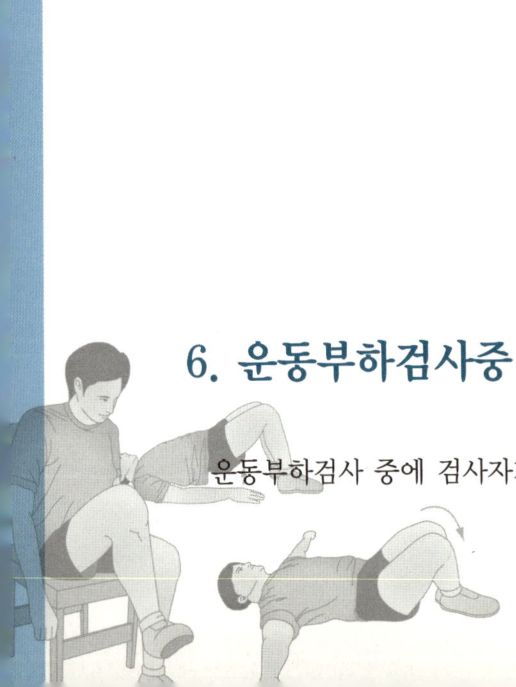

운동부하검사 중에 검사자가 반드시 지켜야 할 운동부하 검사실시 중에 검사중지사항

에 대한 기준은 A 자각적증상, B 목표심박수 도달, C 혈압변화, D 심전도변화등을 참고한다. 운동부하검사중지 기준은 표 2-9에서 운동부하검사 중 검사중지기준을 나타내었다. 이 기준에서 한가지라도 운동부하검사중에 나타나면 검사자는 운동부하검사를 즉시 중지하여야 한다.

표 2-9. **운동부하검사중 검사중지기준(한 가지라도 문제가 발생하면 검사중지)**

A	자각증상 : 흉통, 흉부압박감, 식은땀 등의 자각증상이 발생하면 검사중지
B	목표심박수도달 : 최대심박수 또는 최대하심박수에 도달하면 중지
C	혈압 : 수축기혈압 220 mmHg이상 또는 혈압이 저하하면 검사중지
D	심전도 : QR, ST, T파의 하강 또는 부정맥출현 등이 나타나면 검사중지

7. 운동부하검사 중 잠재성질환 판정기준

운동부하검사 중 잠재성질환 유 · 무에 대한 판정기준은 자각증상과 심전도 변화 등에 의한다. 주요내용은 다음 표 2-10에서 운동부하검사 중 잠재성 질환판정기준에 나타내었다. 나타난 내용 중 하나라도 문제가 발생하면 잠재성질환이 있기 때문에 심장내과혈관계 전문의사로 하여금 정밀검사 또는 의료인에 지시를 받아야한다.

표 2-10. **운동부하검사 중 잠재성질환 판정 기준(세가지 중 하나라도 발생하면 전문의 역할)**

A	자각증상 : 흉통, 흉부압박감, 식은 땀 등
B	심전도 ST변화 : 1 mm이상의 ST변화시
C	부정맥 : 심실기외 수축, 심실빈맥, 상실빈맥 등

8. 운동부하검사 실시 대상자에 대한 참고사항

① **최대운동부하검사 대상자**는 주로 극한 작업을 실시하고 있는 사람들 또는 스포츠에서는 운동경기를 주로 실시하고 있는 운동선수나 프로선수, 일반인 가운데에서는 생리적 한계까지 운동을 하는 사람들이 주대상자가 된다. **최대하운동부하검사**는 주로

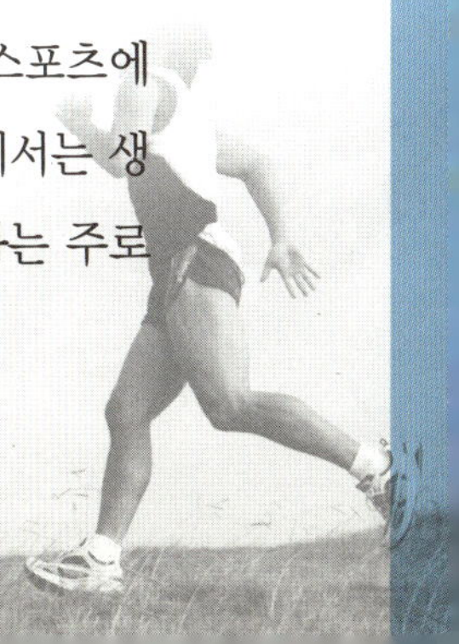

일상생활을 하고 있는 사람들이나 허약자, 노인 등 일반인 가운데 일상생활을 하는 사람이 주대상이 된다.

9. 운동부하검사 실시 방법

1) 운동부하검사 방법

운동부하검사 실시방법은 주로 2가지로 실시한다.

첫째는 5분정도 안정을 취한 후 일상보행으로부터 시작하여 보행속도를 점진적으로 높여가면서 보통은 12~13분 사이에 생리적한계가 되면 1분동안 측정하는 것을 최대산소섭취량(Maximum Oxygen Intakn, VO_2max)을 검사하는 방법을 말하며 최대산소섭취량을 섭취한 후에는 안정시 까지 섭취한 산소량을 최대산소부채량(maximum Oxygen debt)이라고 말한다.

둘째는 5분정도 안정을 취한 후 운동부하를 3분간격 또는 2분간격으로 서서히 부하를 증가시키어 생리적한계 12분~13분사이에 1분동안 최대운동부하를 검사하는 방법이 있다.

① 최대운동부하검사나 최대하운동부하검사에서 주로 검사하는 항목

최대심박수, 호흡수, 산소섭취량, 심전도검사를 통하여 호흡순환기능에 어느 요소에 문제가 있는가를 판단한다.

② 운동의 목적과 잠재성질환유무를 알아보기 위한 심전도 확인

심전도상 QR은 신경관계, ST는 심근관계 T파는 심장의 산소공급관계를 알아내어 심전도상 심박수가 몇박정도 일때에 심전도에 변화가 있는가를 확인하여 운동처방을 실시한다.

10. 운동부하검사를 기초로 운동처방(지도)안 작성을 위한 운동의 종류와 운동의 양

1) 운동의 종류는 크게 5가지로 분류한다.

① 전신적 운동(유산소적운동, 무산소적운동, 유산소운동 + 무산소적 운동)

② 국소적 운동(근수축 양식을 이용한 등척성운동, 등장성운동, 단축성운동, 신장성운

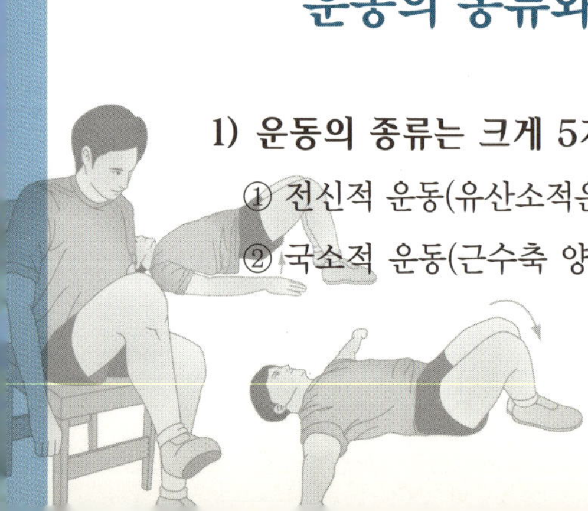

동, 등속성운동 등)

③ 유산소적 운동 + 무산소적 운동(순환운동 등)

④ 레크리에이션 운동(유희, 놀이, 음악과 신체활동 동작에 의한 춤 등)

⑤ 조정운동(준비운동, 정리운동, TV체조, 체조, 각종스트레칭 등)

2) 운동의 양

(1) 운동의 강도(Intensity) : 운동강도의 종류는 ① 최대심박수의 % ② 최대산소섭취량의 % ③ Mets ④ 에너지대사율(Relative metabolic rate: RMR) ⑤ 최대근력의 % ⑥ 운동의 속도 108°/초 저속운동, 108°/초 이상은 고속운동 ⑦ 주관적운동강도 RPE

(2) 운동의 시간(Duration)

(3) 운동의 빈도(Frequency)

(4) 운동의 기간(Period, Rating of perceived exertion)

※ (2), (3), (4)는 설명 생략

참고사항

① **Mets란?** 운동중의 산소섭취량이 안정시의 산소섭취량의 몇 배가 되는가를 나타내는 단위를 말한다.

Mets = 운동시 산소섭취량 ÷ 안정시 산소섭취량

1Mets란? 안정시 산소섭취량이며 3.5 ml/kg/분으로 계산한다.

※ METs를 이용한 에너지 소비량 계산법(다음장 ※참고)

② **에너지대사율이란?**

운동의 강도가 기초대사(BMR: Basal metabolic rate)의 몇배가 되는 가를 나타내는 지표를 말한다.

RMR = 운동중의 대사량 − 안정시 대사량 ÷ BMR

③ **최대근력(Maximum voluntary strength : MVS)**을 수의최대근력이라고 말함. 이것을 공식으로 나타내면 다음과 같다.

MVS = F(T) × A × N(M)

A = 평균의 근섬유 단면적

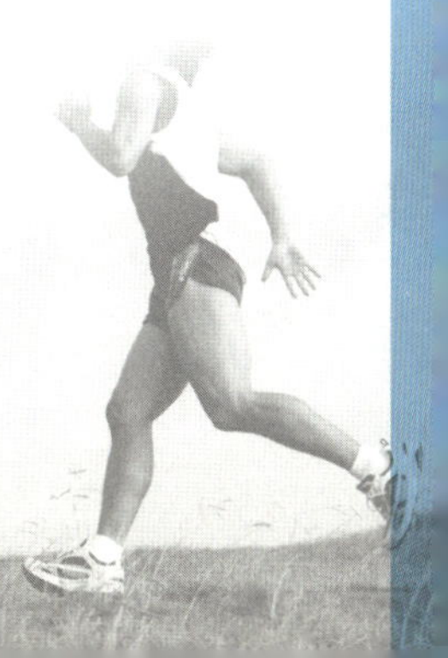

(T) = 근섬유 타입

N = 수축에 참가하는 근섬유 수

(M) = 대뇌 피질의 흥분 수준

F = 근섬유 단면적당 근력

④ **절대근력(Absolute strength)**

근이 발휘한 최대근력과 근단면적과의 비 즉, 단위면적당의 근력이며 근의 생리학적 단면적당에서 발휘된 최대근력을 말한다.

예를 들면 다음과 같다.

상완굴근에서 근력측정결과가 25 kg일 때 거리의 비율은 4.9, 근단면적 19.2 cm^2 라면 공식 절대근력은 측정근력 × 거리의 비율 ÷ 생리학적근단면 이므로 25 kg × 4.9 ÷ 19.2 cm^2 = 6.4 kg/cm^2 가 된다.

⑤ **일반적으로 등척성과 등장성운동시에 최저근력%를 나타내는 Hettinger의 공식은 다음과 같다.**

%R.M = 102.8 − 2.78 (R.M: Repetition maximum 반복횟수)

※ METs를 이용한 에너지 소비량 계산법.

• METs란(Metabolic equivalents 혹은 Metabolic unit)

가. 신체활동의 강도를 안정시에 몇 배가 되는가를 나타내는 단위로서 의자에 앉아서 안정을 취하고 있는 상태가 1METs이다. 보통 보행시가 3METs에 상당한다.

나. Exercise = METs × 시간 이며 이것은 양의 단위이다.

신체활동의 양을 나타내는 단위로 신체활동의 강도(METs)에 신체활동의 실시시간(시간)을 곱한 것이다. 보다 강한 신체활동일수록 짧은 시간에서 1 Exercise가 된다.

예를 들면 3METs의 신체활동을 1시간 행하는 경우 : 3METs×1시간=3Exercise(METs×시간)

6METs의 신체활동을 30분간 행하는 경우 : 3METs×$\frac{1}{2}$시간=3Exercise(METs×시간)

참고로 1Exercise의 신체활동에 상당하는 에너지소비량은

1Exercise의 신체활동에 상당하는 에너지소비량은 개인의 체중에 따라서 다르게 된다. 구체적으로는 다음의 간이계산식으로 산출할 수가 있다.

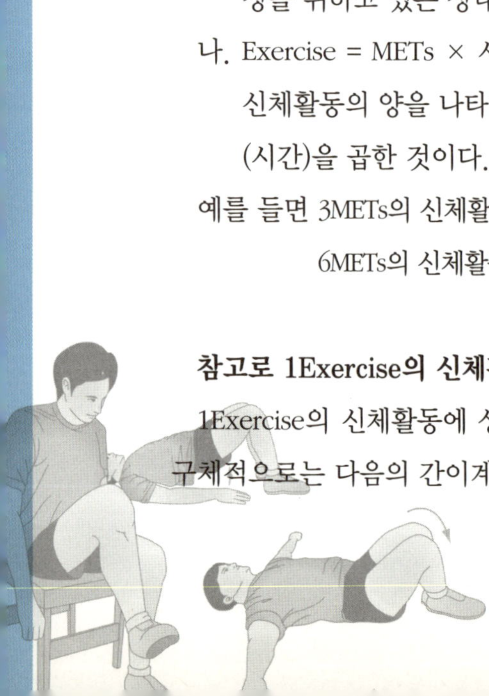

간이환산식 : 에너지소비량(Kcal)=1.05×Exercise(METs×시간)×체중(kg)

이 간이환산식에서 1.05란 수치는 기초대사율(R.M.R)의 수치를 나타낸다. 이 수치 즉 1.05란 수치는 기본적으로 산소 1 l 를 섭취했을때의 호흡상(지질 : 4.686 kcal, 당질 : 5.047 kcal)의 수치와 관계가 있다. 상세히 설명하면 안정상태의 R.M.R은 분자가 0이 되기 때문에 0이 된다. 또한 안정시의 산소섭취량은 0.25 l /분으로 기초대사량(R.M.R)은 0.25 l /분이기 때문에 기초대사량(BMR)은 그 0.83배로 알려져 있다. 따라서 BMR시의 소비칼로리는 다음과 같이 구할 수 있다. 0.25 l /분×0.83×약 5 kcal/ l =1.03 kcal/분 이 되기때문에 이때의 약 5 kcal라고 하는 수치에 주목을 하면 1.05라고 말하는 결론을 이해할 수가 있다. 이상에 결론에서 호흡상(예를 들면 약 5 kcal를 정확하게 말하면 다음과 같은 식이 된다. 즉 지질의 호흡상은 4.686이기 때문에 위의 식에 지질의 호흡상 수치를 대입하면 0.25 l /분×0.83×4.686 kcal/ l =0.97이 되기 때문에 R.M.R은 0.97이 된다. 그러나 당질의 호흡상은 5.047이기 때문에 위의 식에서 당질의 호흡상 수치를 대입하면 0.25 l /분×0.83×5.047 kcal/ l =1.04725가 된다. 현장에서 에너지 소비량을 구할때에는 1.047을 사사오입을 하면 **1.05**라고 하는 수치를 이용할 수가 있다.

결론적으로 간이환산식으로 에너지소비량(kcal)=1.05×Exercise(METs×시간)×체중(kg)을 이용하여 1Exercise의 신체활동에 상당하는 체중별 에너지소비량은 다음 표 2-11과 같이 나타낸다.

표 2-11. Exercise의 신체활동에 상당하는 체중별 에너지소비량

체 중	40 kg	50 kg	60 kg	70 kg	80 kg	90 kg
에너지소비량	42 kcal	53 kcal	63 kcal	74 kcal	84 kcal	95 kcal

※ 안정시의 에너지소비량을 포함한 총 에너지소비량.

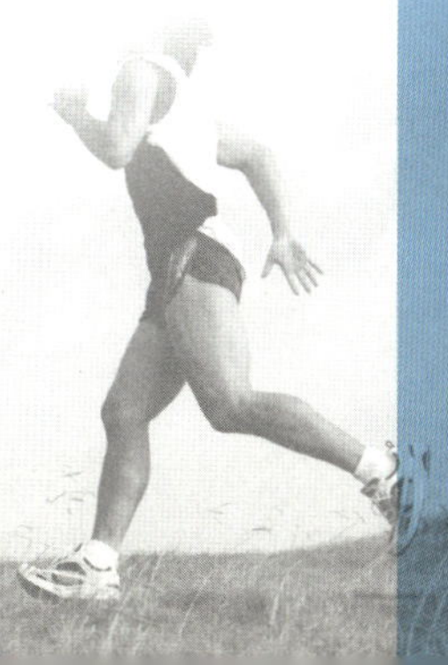

Co-medical

관계자를 위한 운동처방, 운동지도안 매뉴얼

제 3 장

일반적운동지도안 작성(예)

1. 일반적운동지도안 작성법

1) 개요

일반적운동지도안 작성에 관한 기본적 이론성은 앞장 제2장에서 설명하였다. 본장에서는 운동지도안 작성을 위한 이론성을 근거로 일반운동지도안 작성을 위하여 사전에 어떠한 자료가 필요한가? 운동지도안을 작성하기 위하여 사전에 운동처방의 정의와 용어해설을 먼저 숙지하고 이 가운데에 운동처방시스템을 이해한 후 운동지도안을 작성한다.

"운동처방시스템" 각 항목 중 제1항목에서 5항목까지 순서를 밟아오는 동안에 얻어지는 자료가 운동지도안 작성을 위한 기본 자료가 된다. 참고로 운동처방시스템 제1항목에서 4항목까지 기본 자료를 간단하게 정리하면 다음과 같다.

운동처방시스템 제1항목에서는 의료인에 의한 건강진단 결과이다. 다시 말하면 의료인에 의한 건강진단 결과에서 얻어지는 의료정보를 말한다. 이것은 앞장 표 2-2에서 생애전환기 2차 건강진단 결과 통보서(P.23 참고)와 학교체육에서의 의료인에 의한 건강검진내용과 일반인이라고 한다면 의료기관에서 발급되는 건강진단 결과를 말한다.

운동처방시스템 제2항목에서는 의료인으로 하여금 운동수요자에 대한 운동실시 가부의 판정과 운동의 필요성에 관계되는 의료인에 의한 의료행위를 말한다. 이때에는 운동 실시 가부에 대한 판정자는 의사의 성명과 건강진단 기관명, 건강진단 장소, 건강진단 판정일, 운동실시 가부에 대한 통보 일자등이 기재된 건강진단서를 말한다.

운동처방시스템 제3항목에서의 개인기록카드작성은 운동지도사의 역할로서 제2장 표 2-3에서 개인기록카드 작성 양식의 예와 개인기록카드작성 시 문진을 위한 설문의 예와 비만운동처방을 위하여 에너지기초대사를 체중으로 계산하는 공식 등과 신체조성상태를 알아보기 위한 개인정보와 비만도 검사를 위한 신체조성상태검사방법과 표 2-8에서의 음식물섭취에 의한 하루에너지총섭취량 기초조사와 표 2-8에서 영양관계 기초조사결과가 기본자료가 된다.

운동처방시스템 제4항목에서 운동부하검사는 의료인과 운동지도사에 의하여 얻어지는

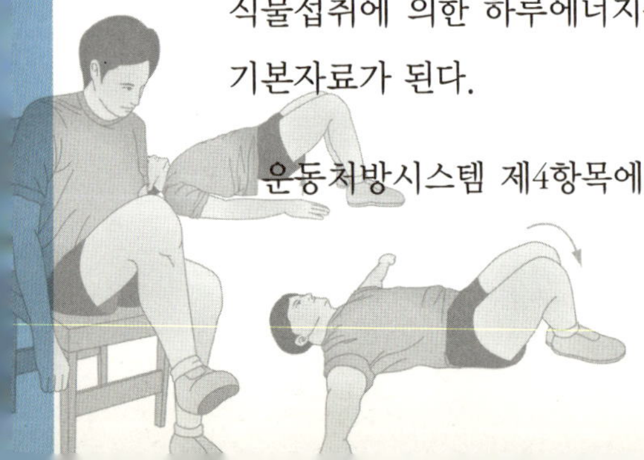

시험결과를 말한다. 이때 운동실시자가 운동 중에 일어날 수 있는 여러 가지 신체상 위해를 예방하기 위한 목적과 2차 예방의학적 차원에서 질병의 조기발견과 조기치료를 위한 목적 그리고 운동 실시자가 운동을 실시하기 위하여 운동을 실시 할 수 있는 범위를 결정하여 안전하게 운동을 실시 할 수 있는 자료를 말한다. 운동부하검사 시 특히 운동지도사는 심장내과 혈관계에 관한 의료행위의 목적이 아니기 때문에 운동지도사의 역할은 운동 중 심전도상 QR, ST, T파가 정상정인 사람과 비교 할 때에 운동 중에 심박수/분이 어느 정도의 상태에서 이상 심전도가 출현하는가를 확인하는데 목적이 있다. 확인된 심박수를 기점으로 하여 운동의 범위를 결정하여 운동지도안을 작성하는데 필요한 참고자료를 제공하는데 목적 있다.

이상 운동처방시스템 제1항목에서 4항목까지 기본자료에 대하여 설명하였다. 일반적운동지도안 작성을 하기 위해서는 운동처방시스템 제5항목인 운동능력(체력)검사를 실시 한 후 운동지도안을 작성한다.

2) 운동지도안작성을 위한 기본자료 준비

운동지도안을 작성하기 위해서는 운동처방시스템 제1항목에서 제4항목까지 검사에서 얻어지는 결과를 기초로 운동처방시스템 제5항목인 운동능력(체력)검사를 실시 한 후 "운동지도안"을 작성한다. 이때에 운동능력검사를 실시하기 위해서는 먼저 운동처방의 정의 가운데에 "신제의 제력"의 변화란 단어를 숙지한다. 이 신체의 체력을 어떻게 분석하여야 하는가에 대해서는 참고로 체력의 인자 항목을 표 3-1에서 체력의 인자 항목과 운동능력(체렴)검사 항목의 예와 표 3-2에서 건강생활습관(문진) 형태, 운동능력(체력)검사 항목을 참고한다.

체력의 인자 항목은 의료인이 건강검진 시 주로 실시하고 있는 메디컬체크 항목부터 운동지도사가 주로 실시하는 ① 신체의 형태 ② 운동을 발현하는 근 계통 ③ 운동을 유지하는 호흡순환기 계통 ④ 운동을 제어하고 조정하는 신경기능 계통 등과 임상검사 항목 등을 말한다. 그리고 이러한 체력의 요소에 대한 인자 항목과 체력검사 항목에 대하여 운동지도사는 운동 수요자가 먼저 어떠한 목적으로 운동을 실시하려고 하는 가를 파악하여 객관도(측정자가 바뀌어도 같은 수치가 나와야함), 타당도(검사 목적이 분명해야 함), 신뢰도(검사치의 재현성, 표준성이 있어야 함)가 있는 항목을 결정하여 검사하여야 한다.

일반적으로 운동의 목적별로 분류한다면 ① 발육발달 차원에서의 건강증진목적 ② 직업에 따른 직업수행능력을 위한 목적 ③ 스포츠종목별로 경기력향상목적 ④ 질병의 예방과 치료를 목적 ⑤ 노인의 경우는 뒷장 P.61에 노화기 신체기능의 변화등을 참고하여 체력검사항목을 결정하여 ACTIVE AGING의 목적 등으로 분류 할 수가 있다.

참고로 P.61에서 노화기 신체의 기능의 변화 등을 참고하여 운동능력 검사항목을 결정하기 위한 내용을 분류한 내용을 참고한다.

운동능력검사 목적과 검사항목이 결정되면 실제로 운동능력검사를 실시하여야 한다. 운동능력검사방법에 대해서는 국민건강증진기금 사업에 의한 "국민건강증진을 위한 운동지도 지침서"(2001년 12월)을 참고한다.

운동능력(체력)검사 실시를 위한 검사표 작성의 예를 다음장 표 3-3에서 형태 및 이학적 검사항목표의 예와 표 3-3에서 신체조성상태 및 근력, 근파워, 민첩성검사항목의 예와 표 3-5에서 폐기능 전신지구력, 유연성, 주력검사항목표 예와 표 3-6~표 3-8에서 운동능력(체력)검사 후 기재 방법의 예를 참고한다.

참고로 일반인을 대상으로 운동능력(체력)검사를 실시 할 경우에는 ① 언제나 ② 어디에서나 안전하게 ③ 많은 사람이 동시에 ④ 일반적인 검사 기구를 가지고 ⑤ 검사수치의 재현성 ⑥ 검사자 및 피검자가 특별한 기술을 요하지 않을 것 등을 참고로 하며 ⑦ 검사의 수치가 정규분포가 되어야 한다.

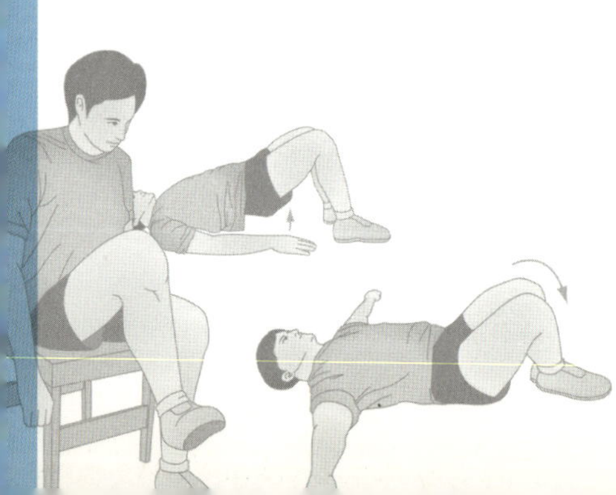

표 3-1. 체력의 인자 항목과 운동능력(체력)검사 항목(예)

체력의 인자 항목	운동능력(체력) 검사항목
메디컬체크	1. 맥박 2. 혈압 3. 안정시 심전도 4. 혈액검사 5. 흉부 X-ray검사
신체의 형태	1. 장육 : 신장 2. 위육 : 경위, 흉위, 복위, 상완위, 전완위, 수경위, 대퇴위, 하퇴위, 족경위 3. 양육 : 체중, 피하지방 두께(Fat%), 근육량(kg), 지방량(kg)
근 력	1. 악력 2. 배근력 3. 각근력 (각각 오른쪽, 왼쪽)
순 발 력	1. 서전트 점프 2. 넓이뛰기 3. 멀리뛰기 4. 소프트볼던지기 5. 50 m달리기 및 근파워
근 지 구 력	1. 팔굽혀펴기 2. 30초간 윗몸 일으키기 3. 철봉 매달리기
전신지구력	1. 5분간 및 12분간달리기 2. 계단 승강운동 3. 오래달리기(거리, 시간) 4. 폐기능(폐활량, 1초율 등)
민 첩 성	1. 전신반응 2. 사이드 스텝 3. 봉 반응 4. 셔틀러닝 5. 시간왕복달리기
평 형 성	1. 눈감고 외발서기 2. 평행봉 위에서 한발로 서기 3. 직선보행
협 응 성	1. 지그재그 달리기 2. 연속 뒤로 구르기
유 연 성	1. 장좌체전굴 2. 체후굴 3. 체측굴 4. 입위체전굴 등
기 타	시력, 청력, Flicker치 등

표 3-2. 건강생활습관(문진), 형태, 운동능력(체력)검사 항목(예)

건강 생활습관 (문 진)	수 면	건 강 습 관 지 수
	아 침 식 사	
	간 식	
	음 주	
	흡 연	
	운 동	
형 태 검 사	신 장	로 렐 지 수
	체 중	
	피하지방두께	비만도 판정
운동능력(체 력) 검 사	봉 반 응	각 항목의 평가와 종합판정
	스 텝 핑	
	악 력	
	각 근 력	
	장 좌 체 전 굴	
	눈감고 외발서기	
	최대산소섭취량	

표 3-3. 형태 및 이학적 검사 항목(예)

검사항목/검사일 년 월 일 성명 : 성별 : 직업 :		년 월 일		년 월 일		년 월 일		년 월 일	
형태 및 이학검사	신 장 (cm)								
	체 중 (kg)								
	경 위 (cm)								
	흉 위 (cm)								
	• 하루일상생활 총소비량 • 하루에너지 총 섭취량								
		좌	우	좌	우	좌	우	좌	우
	상 완 위 (cm)								
	전 완 위 (cm)								
	수 경 위 (cm)								
	대 퇴 위 (cm)								
	하 퇴 위 (cm)								
	족 경 위 (cm)								
	혈 압 (mmHg)	~		~		~		~	
	Rest H.R								

표 3-3에 의거 형태 및 이학적 검사 종합평가내용 기입란

- 체중(kg) : ____________________
- 하루 총 에너지 섭취량 : ____________________
- 하루 총 에너지 소비량 : ____________________
- 근 위축관계 : ____________________
- 혈압 ┌ 수축기 혈압 : ____________________
  └ 이완기 혈압 : ____________________
- 안정시 심박수 : ____________________
- 숙지사항, 참고사항 등 기재 : ____________________

____

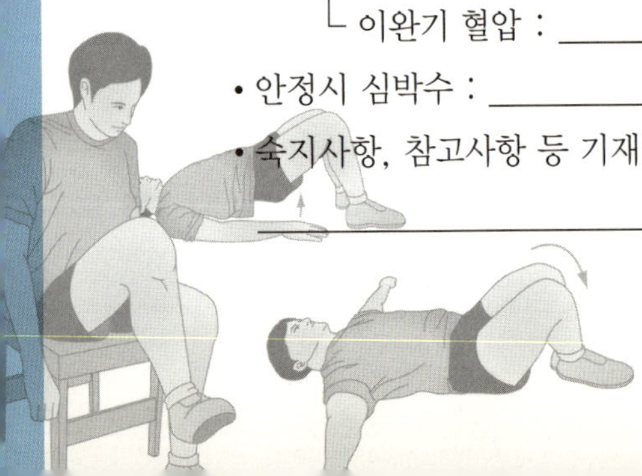

표 3-4. 신체조성상태 및 근력, 근파워, 민첩성 검사 항목(예)

검사항목/검사일 년 월 일 성명 : 성별 : 직업 :			년 월 일		년 월 일		년 월 일		년 월 일	
신체조성상태 (비만도검사항목)	피하지방	상 완(mm)								
		견 갑(mm)								
		LBM (kg)								
		Fat (%)								
근력계	배 근 력 (kg)									
			좌	우	좌	우	좌	우	좌	우
	악 력 (kg)									
	완굴곡력 (kg)									
	각 력 (kg)									
근파워	수 직 도 (cm)									
민첩성	사이드스텝 (회) 20초/횟수(1.2 m. 1.2 m) 20초/횟수(1 m. 1 m)노인									
	전신반응 (초)	근육(초)								
		신경(초)								

표 3-4에 의거 신체조성상태및 근력계, 근파워, 민첩성검사 내용에 대한 종합평가내용 기입란

- 신체조성상태(Faty., 근육량) 평가
- 근력계 평가내용
  - 하체 : ______________________________
  - 체간 : ______________________________
  - 팔 : ______________________________
- 근파워 평가내용 : ______________________________
- 민첩성 평가내용 : ______________________________
- 숙지사항, 참고사항 등 기재 : ______________________________

____

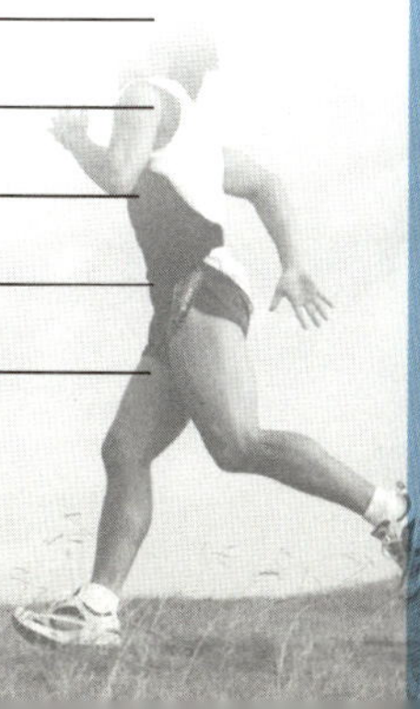

표 3–5. 폐기능, 전신지구력, 유연성, 주력 검사 항목(예)

검사항목/검사일 년 월 일 성명 : 성별 : 직업 :		년 월 일	년 월 일	년 월 일	년 월 일
폐기능	VC 폐 활 량				
	FEV_1(1초율)				
	TV(1회호흡량)				
전신지구력	VO_2max(ℓ/min)				
	H. Rmax 박/분				
	최대산소섭취량 (ml/kg/mm)				
유연성	체 전 굴 (cm)				
	체 후 굴 (cm)				
주력	5분 달리기 (m)				
	12분 달리기 (m)				

표 3–5에 의거 폐기능, 전신지구력, 유연성, 주력 종합평가내용 기입란

- 폐기능 평가내용 : ____________________
- 전신지구력 평가내용 : ____________________
- 유연성 평가내용 : ____________________
- 주력 평가내용 : ____________________
- 숙지사항, 참고사항 등 기재 : ____________________

____

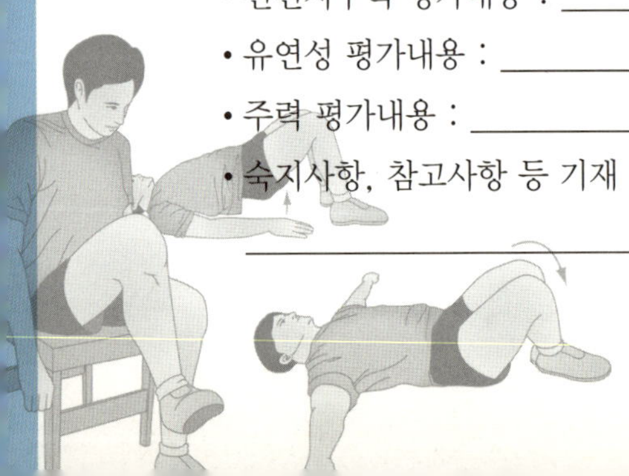

표 3-6. 운동능력(체력)검사 후 기재 방법(예)

검사항목/검사일 00년 00월 00일 성명 : 성별 : 연령 :		00년 00월 00일		년 월 일		년 월 일		년 월 일	
형태 및 이학검사	신 장 (cm)	171 cm							
	체 중 (kg)	70 kg							
	경 위 (cm)	40 cm							
	흉 위 (cm)	95 cm							
	• 하루일상생활에너지 총 소비량 A = 24.3×체중70 kg ×(활동지수0.50+연령별 지수0.90)÷0.9 = 1890Cal • 하루에너지 총 섭취량 = 2000 Cal	소비량 1890 Cal 섭취량 2000 Cal							
		좌	우	좌	우	좌	우	좌	우
	상 완 위 (cm)	21 cm	21 cm						
	전 완 위 (cm)	17 cm	17 cm						
	수 경 위 (cm)	16 cm	16 cm						
	대 퇴 위 (cm)	45 cm	45 cm						
	하 퇴 위 (cm)	25 cm	25 cm						
	족 경 위 (cm)	15 cm	15 cm						
	혈 압 (mmHg)	150/100 mmHg		~		~		~	
	Rest H.R	70 박/분							

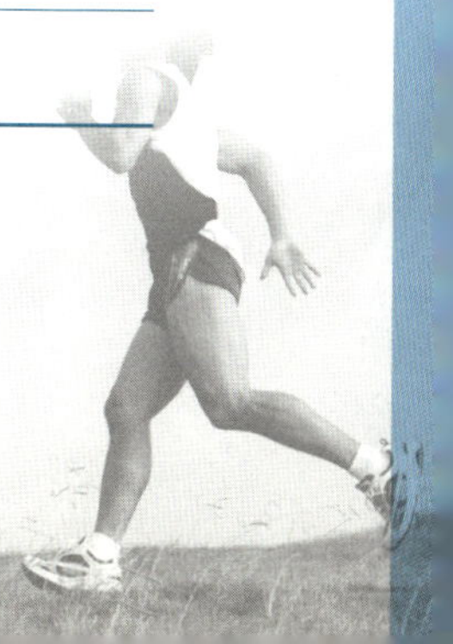

표 3-7. 운동능력(체력)검사 기재 방법(예)

검사항목/검사일 00년 00월 00일 성명 :　　성별 :　연령 :			00년 00월 00일		년 월 일		년 월 일		년 월 일	
형태 및 이학검사	피하지방	상 완(mm)	25 mm							
		견 갑(mm)	25 mm							
		LBM (kg)	35 kg							
		Fat (%)	30 %							
	배 근 력 (kg)		67 kg							
			좌	우	좌	우	좌	우	좌	우
	악 력 (kg)		32 kg	33 kg						
	완굴곡력 (kg)		35 kg	36 kg						
	각 력 (kg)		38 kg	39 kg						
근파워	수 직 도 (cm)		24							
민첩성	사이드스텝 (회) 20초/횟수(1.2 m. 1.2 m) 20초/횟수(1 m. 1 m)노인		15							
	전신반응 (초)	근육(초)	0.025							
		신경(초)	0.020							

※ 비만을 위한 신체조성상태 중 체지방량(Fat. kg)과 근육량(kg) 검사 공식

① Fat% = 4.570÷신체밀도(D)−4.142,

남자성인신체밀도 D= 1.0913−0.00116x(x=상완+견갑)

여자성인신체밀도 D= 1.0897−0.00133x(x=상완+견갑)

상완 및 견갑 검사치의 단위는 mm이다.

② 지방량(kg) $= \frac{\text{체중} \times \text{Fat\%}}{100}$

③ LBM(근육량) = 체중 − 지방

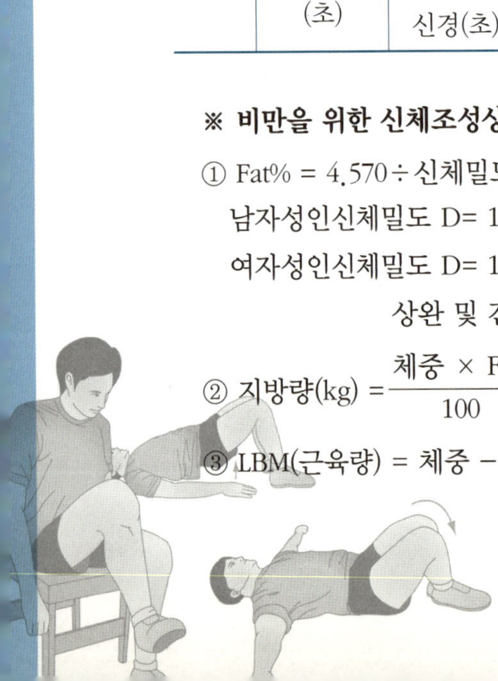

표 3-8. 폐기능, 전신지구력, 유연성, 주력 검사 기재방법(예)

검사항목/검사일 00년 00월 00일 성명 : 성별 : 직업 :		00년 00월 00일	년 월 일	년 월 일	년 월 일
폐기능	VC 폐 활 량				
	FEV_1(1초율)				
	TV(1회호흡량)				
전신지구력	VO2max(ℓ/min)	2.0 ℓ/min			
	H. Rmax 박/분	170 박/분			
	최대산소섭취량 (ml/kg/mm)	28.40 ml/kg/분			
유연성	체 전 굴 (cm)	25 cm			
	체 후 굴 (cm)	30 cm			
주력	5분 달리기 (m)				
	12분 달리기 (m)	1700 mm			

※ 비만운동처방(지도)시 운동과 영양 운동처방시 칼로리계산 참고사항

① 신체 가운데 지방량을 4 kg 감량 목표가 적정체중이라면 지방 4 kg은 지방 1 g당 8~9 칼로리 이므로 4 kg×8칼로리=3,200칼로리 소비가 지방량 소비칼로리 목표가 된다.

② 하루에 무리없이 1000칼로리가 감량목표라면 총 3,200칼로리÷하루감량목표 총 1,000칼로리 = 32일이 감량기간이 된다.

③ 영양에서 50%라면 하루 식사가운데에 500칼로리 절식을 하고 나머지 운동에서 50% 소비라면 500칼로리가 하루에 운동으로 소비시기면 32일동안에 지방량 4 kg이 감소 된다는 결론이다. 이때 비만자, 노인, 운동을 싫어하는 사람의 경우는 60%를 영양에서 40%는 운동으로 소비시키는 프로그램을 탄력적으로 적용시킨다.

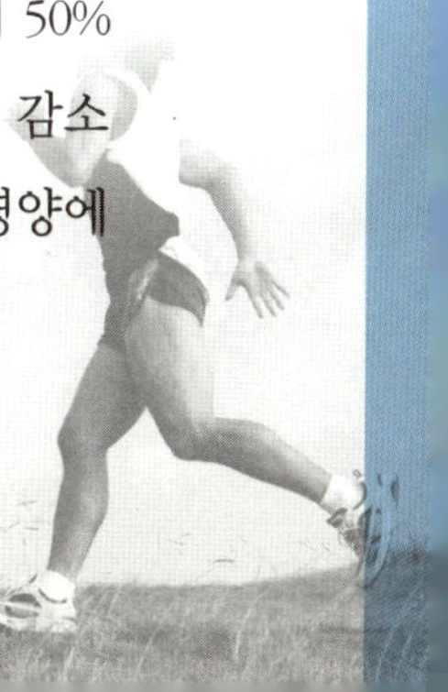

3) 운동능력(체력)검사 후 데이터정리 및 체력의 5단계 평가기준표 작성법

(1) 자료의 통계처리

개인의 체력을 검사 한 후 검사자 개개인에 대한 검사의 수치는 체력을 평가하기 이전의 자료이다. 그렇기 때문에 체력을 검사한 후에는 결과를 평가하여야 한다. 예를 들면 개인이 허리가 약하여 배근력을 검사하여 배근력이100 kg이란 수치가 나왔다고 한다면 일반인들이 이 수치가 어떠한 의미를 가지고 있는가에 대해서는 이해하기가 어렵다.

이 수치는 운동실시 목적에 따라 전부 다르게 적용된다. 그렇기 때문에 어떠한 목적에서 배근력을 측정하였는가 자신의 체력의 현 사항인 배근력 100 kg이란 수치에 대하여 어디에 적용시킬 것인가를 생각하지 않으면 안된다. 다시말하면 발육발달 차원이라면 연령에 따라서 또는 직업에 따라서 측정하였다고 한다면 직업에 따른 측정목적에 따라서 독자적으로 배근력 100 kg이란 수치를 적용시켜야 한다. 그러기 위해서는 검사목적에 따라서 검사한 검사자들에 각 각의 수치를 평균(Arathmetic mean)과 표준편차(Standard deviation, SD)를 작성하여야 한다. 평균과 표준편차가 작성된 후에는 검사항목별로 체력의 평가기준 즉, 배근력에 대한 평가기준표를 작성한다.

(2) 체력의 평가 기준표작성

체력의 평가 기준표를 작성하기 위해서는 검사목적에 따라서 작성되어야한다. 그 방법을 다음장에 3)체력의 5단계 평가기준표 작성법(P.58~59)에 기술하였다. 또한 임상검사결과에 있어서는 P.59에서 혈액 및 소변검사 시 평가 기준표 작성법을 기술하였다. 참고로 노인의 체력의 분류 유형 5단계에서 고령자의 신체기능의 단층모델에서 기술한 내용을 참고한다.

4) 체력의 5단계평가기준표 작성법

체력의 5단계 작성방법은 예를들면 측정항목의 평균의 계산수치가 10이고 표준편차가 3일때에 운동능력(체력)검사에 대한 각 항목마다의 5단계평가표 작성 시에는 먼저 3단계부터 작성한다. 평균의 수치와 표준편차의 수치를 이용하여 운동능력(체력)의 5단계평가 기준표는 다음과 같은 방법으로 체력의 5단계평가기준표를 작성한다.

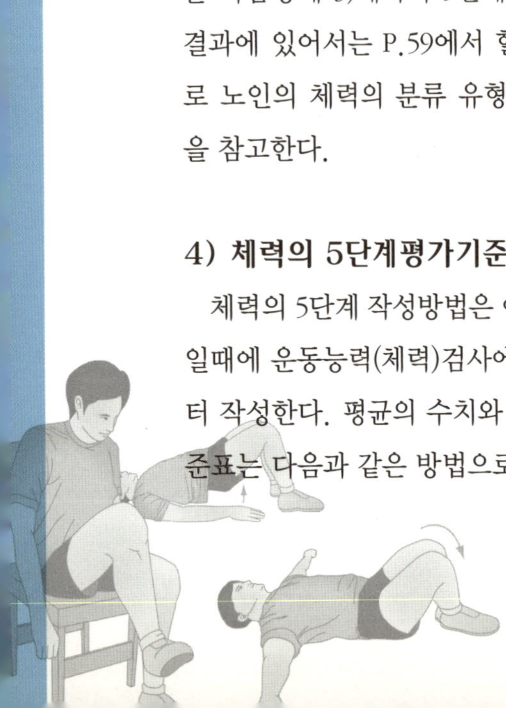

평균이 10이고 표준편차가 3일때 3단계부터 분류한다(AM=10, S.D=3)

단계	계산	범위
1단계	5.4이하	5.4이하
2단계	$10-\frac{3}{2}\times3=5.5$	8.4~5.5
3단계	$10-\frac{1}{2}\times3=8.5$, $10+\frac{1}{2}\times3=11.5$	8.5~11.5
4단계	$11.6\sim10+\frac{3}{2}\times3=14.5$	11.6~14.5
5단계	14.6 이상	14.6이상

(1) 체력의 5단계 평가작성법상 참고사항 (예)

① 정규분포거 되어야 함

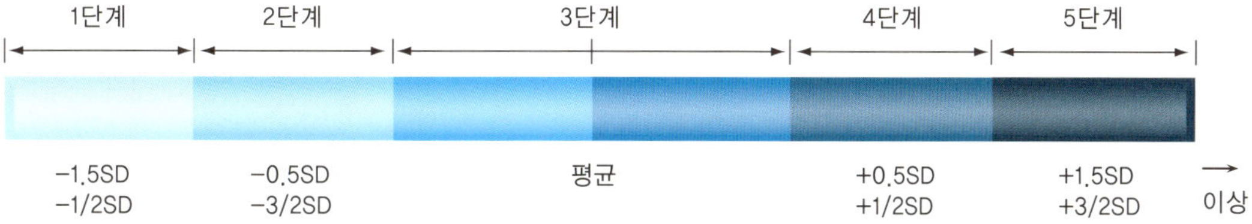

5) 혈액 및 소변 검사 시 (임상수치 통계표) 평가기준표 작성법

① 혈액 및 소변검사시의 표본수는 최소 200개이상의 표본수가 필요하다.

② 1인당 5회정도의 검사하여 평균치를 이용한다.

③ 정규 분포가 아닐때 실측치의 수치를 대수로 변환시킨다. 즉 logx 또는 $\sqrt{x}$ 또는 x^2으로 변환시켜 정기분포를 만들어 평가기준표를 작성한다.

④ 정상치를 벗어나는 경우에 사용되는 단어는 "이상치" 또는 참고치 또는 정상치란 단어를 사용한다.

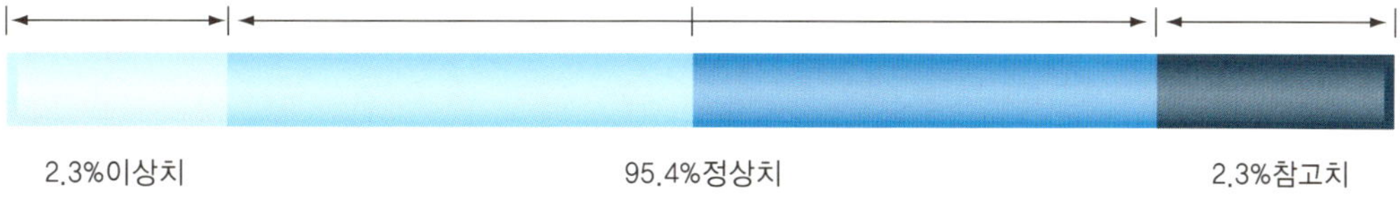

(1) 체력평가 기준표의 예

체력평가 기준표의 예는 P.63에 운동능력(체력)평가 기준표를 P.63 5)에서 표 3-7에서 표 3-20까지와 비만운동처방을 위한 에너지 소비량 계산 방법은 표 3-21에서 표 3-27까지를 참고한다.

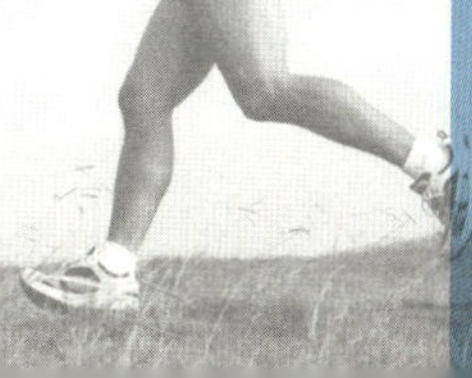

(2) 비만운동처방(지도)를 위해 신체활동과 운동 시 에너지 소비량계산을 P.77에서 표 3-23에서 표 3-27까지 비만운동처방을 위한 걷고 달리는 속도에 다른 체중별 에너지소비 칼로리계산법과 "참고사항", "주의사항"을 기술하였다.

제5항목인 운동능력(체력)검사 항목 중 노인의 체력의 경우는 다음과 같이 분류한다.

6) 노인 체력의 5단계 분류 유형(Spirduso : 1995년 고령자의 신체기능 단층 모델)

노인의 체력은 제1장에서노인의 체력의 유형 단층모델은 Spirduso. w.w(1995년)이 physical dimensions of aging, 338-355, Human kinetics, champaigen 논문에 의거 제시되어 Active aging(successful aging)이란 용어를 사용하였다.

이 단어의 의미는 나이가 아무리 들어도 내 건강을 내가 관리하고 책임진다는 자조의학적 측면에서 일상생활을 영위할 수 있는 노인의 체력을 아래에서 노인의 신체적 체력의 유형 5가지의 단층모델과 같이 체력을 5단계로 나누어 신체활동과 운동 검사항목을 적용시킨다. 노인에 체력의 유형과 노화기운동 관련 신체의 6가지 기능의 변화에 따른 항목에 대한 평가는 참고문헌을 참고한다.

1) 노인의 신체적 체력의 유형 5가지 단층모델을 참고하여 운동능력검사항목을 결정한다.

① 신체적 의존형(Physically Dependent)

- 식사, 목욕등의 기본적인 A.D.L(Activities of Daily Living)에 도움이 필요한 수준(2008년 7월1일 보건복지부의 요양 보호사제도 확립).

② 신체적 허약형(Physically Frail)

- 기본적인 A.D.L을 만족하고 있으나 쇼핑이나 식사등과 일상 생활 동작 능력에서 주의가 필요한 수준.

③ 신체적 자립형(Physically in Dependent)

- 기본적인 A.D.L을 만족하고 있으나 전신지구력을 필요로 하는 신체활동에 참가할 수 없는 수준

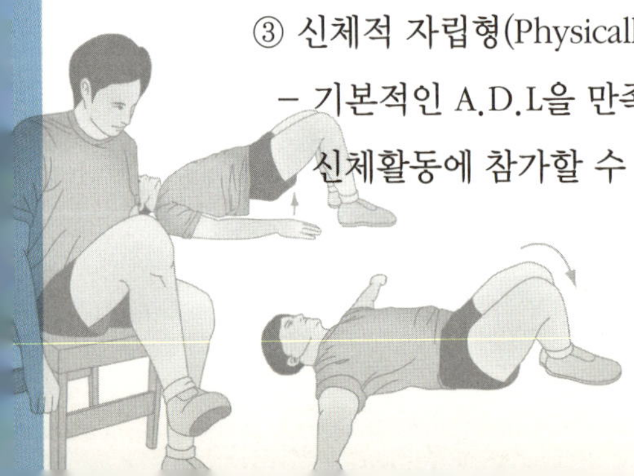

④ 신체적 적성형(Physically Fit)

– 전신지구력이 필요로 하는 신체활동에 참가 할 수 있으나 순발력이 필요로 하는 신체활동에는 참가할 수 없는 수준.

⑤ 신체적 엘리트형(Physically Elite)

– 모든 종류의 스포츠 등 신체활동에 참가 할 수 있는 수준.

2) 노인의 체력유형에 따른 검사항목과 평가는 Lawton의 능력모델지표를 이용해서 평가한다. (참고문헌 참고)

7) 노화기 신체의 6가지 기능의 변화 등을 참고하여 운동능력(체력)검사 항목을 결정.

첫째, 감각기능의 저하이다.

- 시력, 청력, 평행기능의 저하 : 청년기와 비교하여 50대에서는 40~50%정도가 저하된다.
- 단순반응 시간 연장 : 40세부터 서서히 단순반응이 연장되어 60대에서는 급속히 연장된다.

둘째, 근력저하 : 일반적으로는 잘 의식하지 못한다.

- 상지의 근력에 비교해서 하지 근력이 크게 저하된다.

셋째, 밸런스유지기능 저하

- 심부감각저하 및 하지근력저하와 함께 현저하게 평행감각기능등이 저하된다.

넷째, 관절가동영역 협소화 : 결합조직의 경직화

다섯째, 호흡기능의 저하

- 호흡기능의 1초량은 청년기와 비교해서 1/5정도 저하된다.

여섯째, 심기능의 저하

- 심박출량저하와 최고심박수저하 또는 분시박출량저하(감소), 최대산소섭취량저하를 고려하여 검사항목을 결정

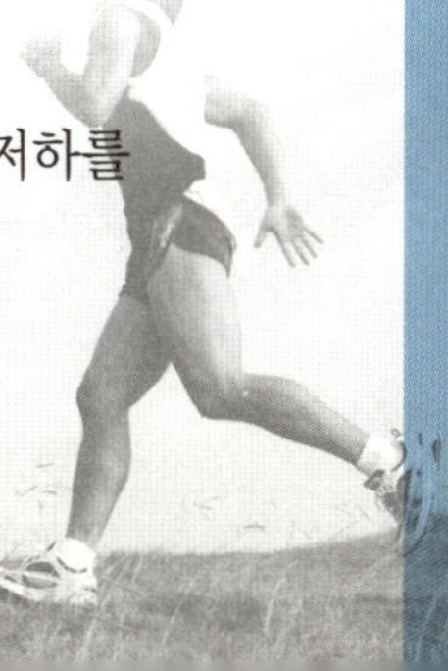

8) 운동능력(체력)평가기준표는 다음장 표 3-9~표 3-22까지 나타내었다. 비만 운동처방을 위한 에너지소비량 계산 방법은 표 3-23~표 3-29까지 제시

표 3-9. 남자 14~16세용 운동능력평가 기준표

항목별 \ 단계		1단계 (매우 약함)	2단계 (보통보다 못함)	3단계 (보통)	4단계 (보통보다 좋음)	5단계 (매우 좋음)
전신지구력 (ml/kg/min)		54.37이하	54.38~54.77	54.78~55.18	55.19~55.58	55.59이상
악력(kg)	R	21.5이하	21.6~29.3	29.4~37.1	37.2~44.9	45.0이상
	L	21.4이하	21.5~28.1	28.2~34.8	34.9~41.6	41.7이상
배근력(kg)		57.6이하	57.7~81.7	81.8~105.8	105.9~129.7	129.8이상
각력(kg)	R	31.1이하	31.2~43.9	44.0~56.8	56.9~69.6	69.7이상
	L	30.2이하	30.3~43.0	43.1~55.9	56.0~68.7	68.8이상
수직도(cm)		35.6이하	35.7~42.4	42.5~49.3	49.4~56.1	56.2이상
윗몸일으키기(회)		16이하	17~20	21~24	25~28	29이상
눈감고외발서기(sec)		3.8이하	3.9~17.3	17.4~30.7	30.8~44.2	44.3이상
전신반응(sec)		0.379이하	0.378~0.340	0.339~0.300	0.299~0.261	0.260이상
사이드스텝(회)		25이하	26~30	31~35	36~39	40이상
체 전 굴 (cm)		13.3이하	13.4~22.7	22.8~32.2	32.3~41.6	41.7이상
체 후 굴 (cm)		36.1이하	36.2~43.6	43.7~51.1	51.2~58.6	58.7이상

※ 각력의 경우 : 각신전력 측정치(kg)÷체중(kg)을 하여
0.4정도가 되면 보행에 지장이 있다.
0.6정도가 되면 계단 오르내리는데 지장이 있다.
0.8정도가 되면 착지하는데 문제가 있다.
1.0정도는 일상생활에 문제가 없다.
1.2정도면 스포츠활동에 안정적이다.

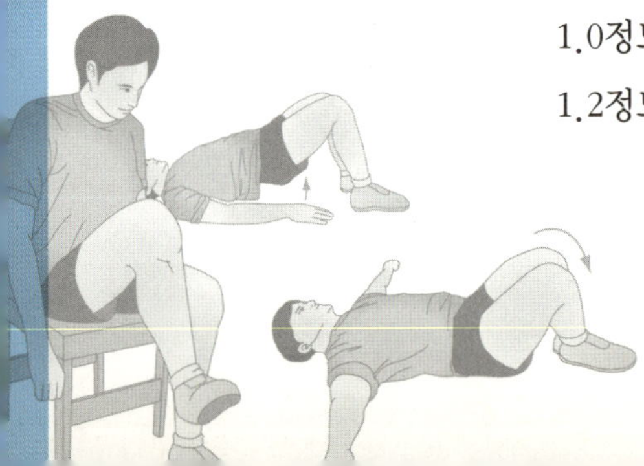

표 3-10. 여자 14~16세용 운동능력평가 기준표

단계 / 항목별		1단계 (매우 약함)	2단계 (보통보다 못함)	3단계 (보통)	4단계 (보통보다 좋음)	5단계 (매우 좋음)
전신지구력 (ml/kg/min)		37.27이하	37.28~37.45	37.46~37.64	37.65~37.82	37.83이상
악력(kg)	R	18.4이하	18.5~22.6	22.7~27.0	27.1~31.3	31.4이상
	L	16.6이하	16.7~21.1	21.2~25.6	25.7~30.1	30.2이상
배근력(kg)		33.5이하	33.6~49.9	50.0~66.4	66.5~82.8	82.9이상
각력(kg)	R	24.4이하	24.5~30.9	31.0~37.4	37.5~43.9	44.0이상
	L	25.0이하	25.1~30.7	30.8~36.4	36.5~42.1	42.2이상
수직도(cm)		25.1이하	25.2~30.2	30.3~35.2	35.3~40.3	40.4이상
윗몸일으키기(회)		9이하	10~14	15~18	19~23	24이상
눈감고외발서기(sec)		6.3이하	6.4~17.3	17.4~27.3	27.4~37.7	37.8이상
전신반응(sec)		0.480이하	0.479~0.424	0.423~0.367	0.366~0.311	0.310이상
사이드스텝(회)		21이하	22~26	27~32	33~37	38이상
체 전 굴 (cm)		17.6이하	17.7~25.7	25.8~33.8	33.9~41.8	41.9이상
체 후 굴 (cm)		35.1이하	35.2~42.4	42.5~49.7	49.8~57.0	57.1이상

※ 각력의 경우 : 각신전력 측정치(kg)÷체중(kg)을 하여
0.4정도가 되면 보행에 지장이 있다.
0.6정도가 되면 계단 오르내리는데 지장이 있다.
0.8정도가 되면 착지하는데 문제가 있다.
1.0정도는 일상생활에 문제가 없다.
1.2정도면 스포츠활동에 안정적이다.

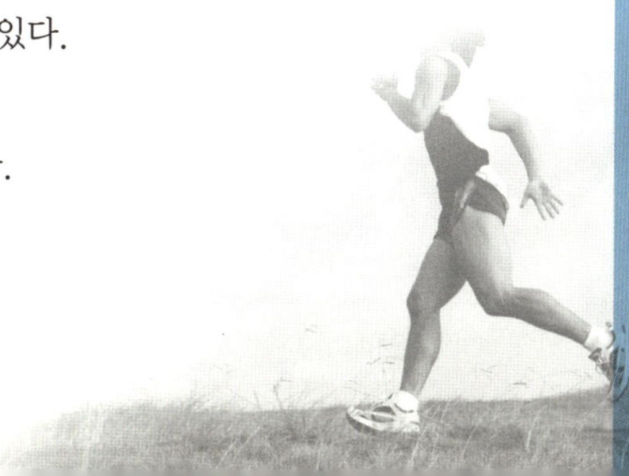

표 3-11. 남자 17~19세용 운동능력평가 기준표

단계 항목별		1단계 (매우 약함)	2단계 (보통보다 못함)	3단계 (보통)	4단계 (보통보다 좋음)	5단계 (매우 좋음)
전신지구력 (ml/kg/min)		53.34이하	53.35~53.61	53.62~53.88	53.89~54.15	54.16이상
악력(kg)	R	31.3이하	31.4~37.4	37.5~43.5	43.6~49.6	49.7이상
	L	29.7이하	29.8~35.2	35.3~40.6	40.7~46.0	46.1이상
배근력(kg)		89.9이하	90.0~108.4	108.5~126.9	127.0~145.4	145.5이상
각력(kg)	R	50.8이하	50.9~61.5	61.6~72.2	72.3~82.9	83.0이상
	L	49.8이하	49.9~60.1	60.2~70.4	70.5~80.7	80.8이상
수직도(cm)		43.6이하	43.7~51.1	51.2~58.5	58.6~65.9	66.0이상
윗몸일으키기(회)		20이하	21~23	24~26	27~29	30이상
눈감고외발서기(sec)		5이하	6~15	16~28	29~34	35이상
전신반응(sec)		0.362이하	0.363~0.326	0.327~0.292	0.291~0.256	0.255이상
사이드스텝(회)		29이하	30~33	34~37	38~41	42이상
체 전 굴 (cm)		23.2이하	23.3~30.7	30.8~38.2	38.3~45.7	45.8이상
체 후 굴 (cm)		42.8이하	42.9~49.7	49.8~56.5	56.6~63.3	63.4이상

※ 각력의 경우 : 각신전력 측정치(kg)÷체중(kg)을 하여

0.4정도가 되면 보행에 지장이 있다.

0.6정도가 되면 계단 오르내리는데 지장이 있다.

0.8정도가 되면 착지하는데 문제가 있다.

1.0정도는 일상생활에 문제가 없다.

1.2정도면 스포츠활동에 안정적이다.

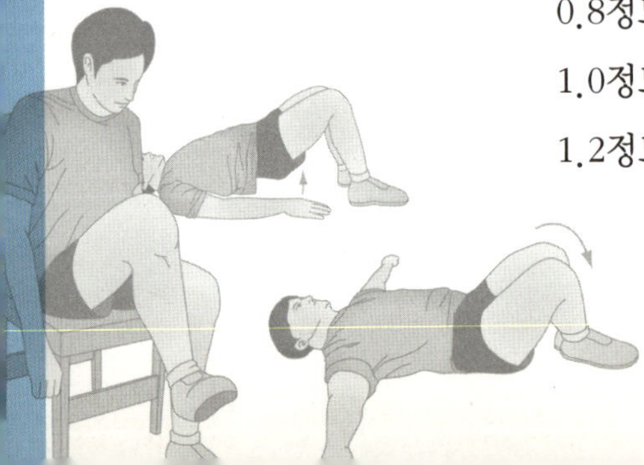

표 3-12. 여자 17~19세용 운동능력평가 기준표

항목별 \ 단계		1단계 (매우 약함)	2단계 (보통보다 못함)	3단계 (보통)	4단계 (보통보다 좋음)	5단계 (매우 좋음)
전신지구력 (ml/kg/min)		36.97이하	36.98~37.03	37.04~37.15	37.16~37.20	37.21이상
악력(kg)	R	21.1이하	21.2~25.1	25.2~29.2	29.3~33.2	33.3이상
	L	19.6이하	19.7~23.0	23.1~26.5	26.6~29.9	30.0이상
배근력(kg)		41.4이하	41.5~58.5	58.6~71.6	71.7~86.7	86.8이상
각력(kg)	R	29.0이하	29.1~37.3	37.4~45.6	45.7~53.9	54.0이상
	L	27.7이하	27.8~36.4	36.5~45.0	45.1~53.6	53.7이상
수직도(cm)		25.9이하	26.0~31.6	31.7~37.2	37.3~42.8	42.9이상
윗몸일으키기(회)		10이하	11~14	15~18	19~22	23이상
눈감고외발서기(sec)		4이하	5~15	16~26	27~36	37이상
전신반응(sec)		0.474이하	0.473~0.416	0.415~0.357	0.356~0.299	0.298이상
사이드스텝(회)		22이하	23~28	29~35	36~42	43이상
체 전 굴 (cm)		20.1이하	20.2~29.1	29.2~38.2	38.3~47.2	47.3이상
체 후 굴 (cm)		37.9이하	38.0~44.2	44.3~50.5	50.6~56.8	56.9이상

※ 각력의 경우 : 각신전력 측정치(kg)÷체중(kg)을 하여
0.4정도가 되면 보행에 지장이 있다.
0.6정도가 되면 계단 오르내리는데 지장이 있다.
0.8정도가 되면 착지하는데 문제가 있다.
1.0정도는 일상생활에 문제가 없다.
1.2정도면 스포츠활동에 안정적이다.

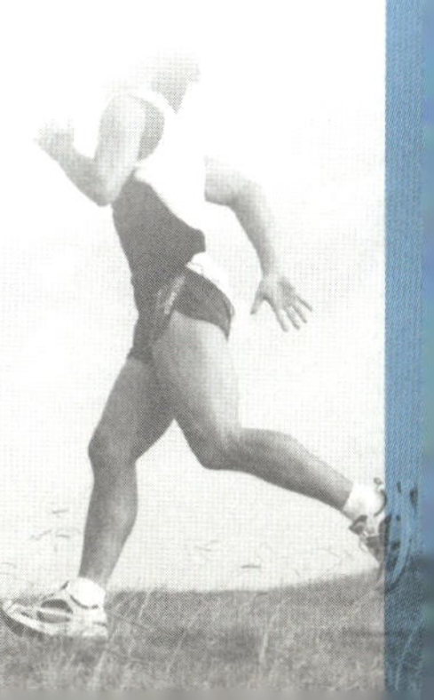

표 3-13. 남자 20~29세용 운동능력평가 기준표

단계 / 항목별		1단계 (매우 약함)	2단계 (보통보다 못함)	3단계 (보통)	4단계 (보통보다 좋음)	5단계 (매우 좋음)
전신지구력 (ml/kg/min)		47.75이하	47.76~49.14	49.15~50.53	50.54~51.92	51.93이상
악력(kg)	R	33.9이하	34.0~42.6	42.7~51.3	51.4~60.0	60.1이상
	L	29.9이하	30.0~39.2	39.3~48.5	48.6~57.8	57.9이상
배근력(kg)		94.3이하	94.4~122.6	122.7~150.9	160.0~188.2	188.3이상
각력(kg)	R	53.8이하	53.9~65.1	65.2~76.4	76.5~87.7	87.8이상
	L	49.7이하	49.8~61.9	62.0~74.1	74.2~86.3	86.4이상
수직도(cm)		43.5이하	43.6~50.4	50.5~57.3	57.4~64.2	64.3이상
윗몸일으키기(회)		15이하	16~21	22~27	28~33	34이상
눈감고외발서기(sec)		5이하	6~15	16~25	26~35	36이상
전신반응(sec)		0.397이하	0.396~0.337	0.336~0.277	0.276~0.217	0.21이상
사이드스텝(회)		25이하	26~32	33~39	40~46	47이상
체 전 굴 (cm)		15.9이하	16.0~26.8	26.9~37.7	37.8~48.6	48.7이상
체 후 굴 (cm)		39.2이하	39.3~46.4	46.5~53.6	53.7~60.8	60.9이상

※ 각력의 경우 : 각신전력 측정치(kg) ÷ 체중(kg)을 하여

0.4정도가 되면 보행에 지장이 있다.

0.6정도가 되면 계단 오르내리는데 지장이 있다.

0.8정도가 되면 착지하는데 문제가 있다.

1.0정도는 일상생활에 문제가 없다.

1.2정도면 스포츠활동에 안정적이다.

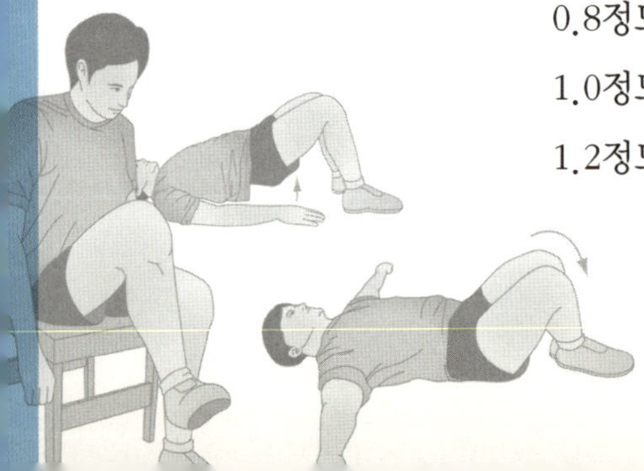

표 3-14. 여자 20~29세용 운동능력평가 기준표

항목별 \ 단계		1단계 (매우 약함)	2단계 (보통보다 못함)	3단계 (보통)	4단계 (보통보다 좋음)	5단계 (매우 좋음)
전신지구력 (ml/kg/min)		34.70이하	34.71~35.26	35.27~35.83	35.84~36.39	36.40이상
악력(kg)	R	22.4이하	22.5~25.9	26.0~29.4	29.5~32.9	33.0이상
	L	20.2이하	20.3~24.2	24.3~28.2	28.3~32.2	32.3이상
배근력(kg)		42.1이하	42.2~61.5	61.6~80.9	81.0~100.3	100.4이상
각력(kg)	R	25.0이하	25.1~33.0	33.1~41.0	41.1~49.0	49.1이상
	L	23.0이하	23.1~31.9	32.0~40.8	40.9~49.7	49.8이상
수직도(cm)		26.2이하	26.3~31.0	31.1~35.8	35.9~40.6	40.7이상
윗몸일으키기(회)		8이하	9~15	16~21	22~28	29이상
눈감고외발서기(sec)		3이하	4~14	15~24	25~35	36이상
전신반응(sec)		0.425이하	0.424~0.372	0.371~0.319	0.318~0.266	0.265이상
사이드스텝(회)		27이하	28~33	34~38	39~44	45이상
체 전 굴 (cm)		24.5이하	24.6~32.8	32.9~41.1	41.2~49.4	49.5이상
체 후 굴 (cm)		38.7이하	38.8~44.6	44.7~50.5	50.6~56.4	56.5이상

※ 각력의 경우 : 각신전력 측정치(kg)÷체중(kg)을 하여

0.4정도가 되면 보행에 지장이 있다.

0.6정도가 되면 계단 오르내리는데 지장이 있다.

0.8정도가 되면 착지하는데 문제가 있다.

1.0정도는 일상생활에 문제가 없다.

1.2정도면 스포츠활동에 안정적이다.

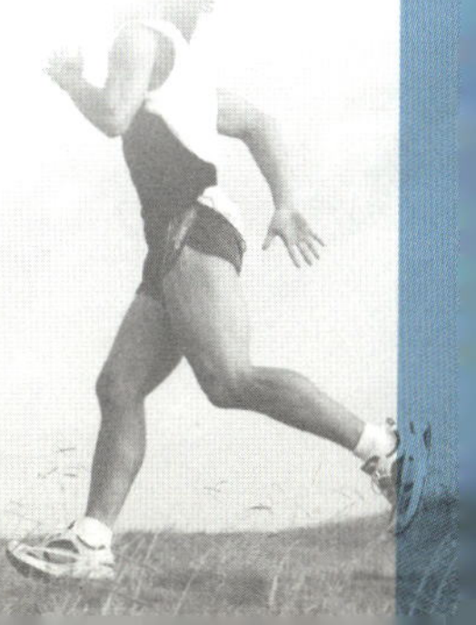

표 3-15. 남자 30~39세용 운동능력평가 기준표

항목별 \ 단계		1단계 (매우 약함)	2단계 (보통보다 못함)	3단계 (보통)	4단계 (보통보다 좋음)	5단계 (매우 좋음)
전신지구력 (ml/kg/min)		42.58이하	42.59~44.28	44.29~45.98	45.99~47.68	47.69이상
악력(kg)	R	36.9이하	37.0~42.6	42.7~48.3	48.4~54.0	54.1이상
	L	34.5이하	34.6~40.4	40.5~46.3	46.4~52.2	52.3이상
배근력(kg)		93.1이하	93.2~119.1	119.2~145.2	145.3~171.2	171.3이상
각력(kg)	R	47.6이하	47.7~60.8	60.9~74.1	74.2~87.3	87.4이상
	L	47.5이하	47.6~60.8	60.9~74.0	74.1~87.2	87.3이상
수직도(cm)		37.3이하	37.4~45.0	45.1~52.7	52.8~60.4	60.5이상
윗몸일으키기(회)		16이하	17~20	21~24	25~29	30이상
눈감고외발서기(sec)		7이하	8~19	20~32	33~45	46이상
전신반응(sec)		0.432이하	0.431~0.356	0.355~0.279	0.278~0.203	0.202이상
사이드스텝(회)		26이하	27~31	32~36	37~42	43이상
체 전 굴 (cm)		21.5이하	21.6~28.6	28.7~35.7	35.8~42.8	42.9이상
체 후 굴 (cm)		29.9이하	30.0~39.7	39.8~49.6	49.7~59.4	59.5이상

※ 각력의 경우 : 각신전력 측정치(kg)÷체중(kg)을 하여
0.4정도가 되면 보행에 지장이 있다.
0.6정도가 되면 계단 오르내리는데 지장이 있다.
0.8정도가 되면 착지하는데 문제가 있다.
1.0정도는 일상생활에 문제가 없다.
1.2정도면 스포츠활동에 안정적이다.

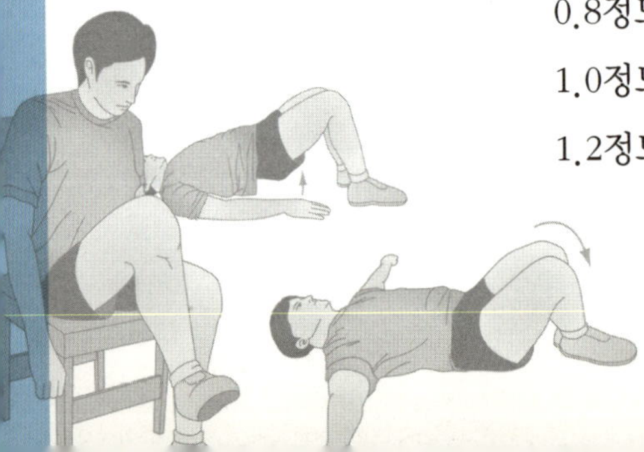

표 3-16. 여자 30~39세용 운동능력평가 기준표

항목별 \ 단계		1단계 (매우 약함)	2단계 (보통보다 못함)	3단계 (보통)	4단계 (보통보다 좋음)	5단계 (매우 좋음)
전신지구력 (ml/kg/min)		32.39이하	32.40~33.11	33.12~33.84	33.85~34.56	34.57이상
악력(kg)	R	22.2이하	22.3~26.9	27.0~31.6	31.7~36.3	36.4이상
	L	21.0이하	21.1~25.6	25.7~30.2	30.3~34.9	35.0이상
배근력(kg)		32.3이하	32.4~52.3	52.4~72.4	72.5~92.4	92.5이상
각력(kg)	R	24.0이하	24.1~32.2	32.3~40.5	40.6~48.7	48.8이상
	L	23.6이하	23.7~31.7	31.8~39.8	39.9~47.9	48.0이상
수직도(cm)		26.2이하	26.3~30.7	30.8~35.2	35.3~39.7	39.8이상
윗몸일으키기(회)		7이하	8~12	13~17	18~23	24이상
눈감고외발서기(sec)		4이하	5~13	14~21	22~30	31이상
전신반응(sec)		0.438이하	0.437~0.382	0.381~0.325	0.324~0.269	0.268이상
사이드스댑(회)		25이하	26~31	32~36	37~41	42이상
체 전 굴 (cm)		25.0이하	25.1~33.2	33.3~41.5	41.6~49.7	49.8이상
체 후 굴 (cm)		34.1이하	34.2~40.9	41.0~47.8	47.9~54.6	54.7이상

※ 각력의 경우 : 각신전력 측정치(kg)÷체중(kg)을 하여
0.4정도가 되면 보행에 지장이 있다.
0.6정도가 되면 계단 오르내리는데 지장이 있다.
0.8정도가 되면 착지하는데 문제가 있다.
1.0정도는 일상생활에 문제가 없다.
1.2정도면 스포츠활동에 안정적이다.

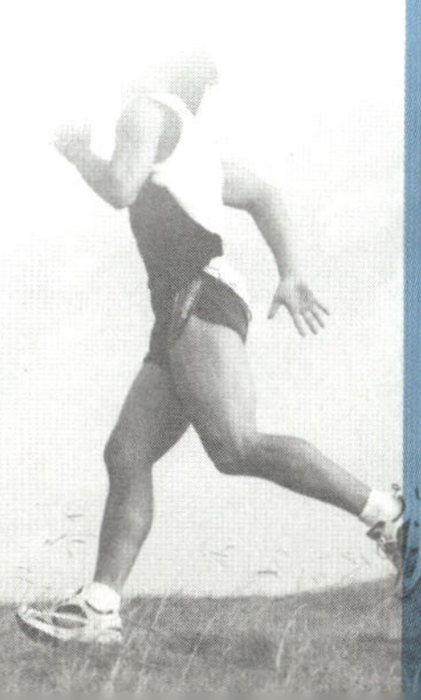

표 3-17. **남자 40~49세용 운동능력평가 기준표**

항목별 \ 단계		1단계 (매우 약함)	2단계 (보통보다 못함)	3단계 (보통)	4단계 (보통보다 좋음)	5단계 (매우 좋음)
전신지구력 (ml/kg/min)		37.13이하	37.14~38.81	38.82~40.49	40.50~42.17	42.18이상
악력(kg)	R	35.1이하	35.2~40.8	40.9~46.5	46.6~52.2	52.3이상
	L	32.8이하	32.9~38.9	39.0~45.0	45.1~51.1	51.2이상
배근력(kg)		100.7이하	100.8~121.1	121.2~141.5	141.6~161.9	162.0이상
각력(kg)	R	39.2이하	39.3~53.1	53.2~67.0	67.1~80.9	81.0이상
	L	47.9이하	48.0~52.1	52.2~66.3	66.4~80.5	80.6이상
수직도(cm)		34.1이하	34.2~41.4	41.5~48.7	48.8~56.0	56.1이상
윗몸일으키기(회)		13이하	14~17	18~22	23~27	28이상
눈감고외발서기(sec)		4이하	5~16	17~28	29~39	40이상
전신반응(sec)		0.430이하	0.429~0.366	0.365~0.302	0.301~0.238	0.237이상
사이드스텝(회)		22이하	23~28	29~33	34~39	40이상
체 전 굴 (cm)		22.5이하	22.6~30.3	30.4~38.1	38.2~45.9	46.0이상
체 후 굴 (cm)		31.2이하	31.3~39.0	39.1~46.8	46.9~54.6	54.7이상

※ 각력의 경우 : 각신전력 측정치(kg) ÷ 체중(kg)을 하여
0.4정도가 되면 보행에 지장이 있다.
0.6정도가 되면 계단 오르내리는데 지장이 있다.
0.8정도가 되면 착지하는데 문제가 있다.
1.0정도는 일상생활에 문제가 없다.
1.2정도면 스포츠활동에 안정적이다.

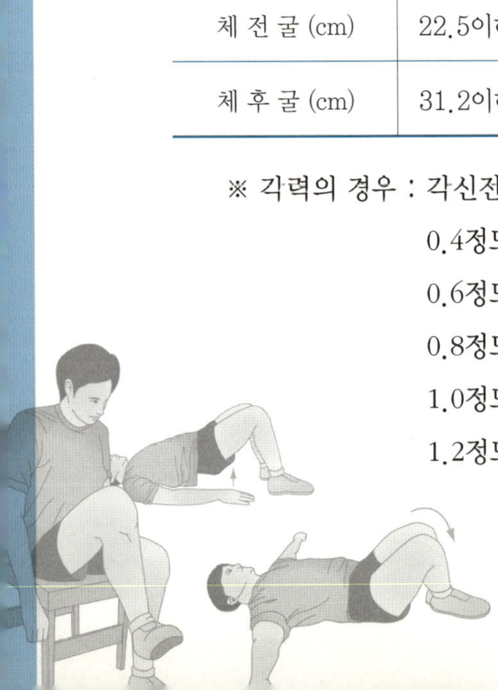

표 3-18. 여자 40~49세용 운동능력평가 기준표

항목별 \ 단계		1단계 (매우 약함)	2단계 (보통보다 못함)	3단계 (보통)	4단계 (보통보다 좋음)	5단계 (매우 좋음)
전신지구력 (ml/kg/min)		30.31이하	30.32~31.01	31.02~31.72	31.73~32.42	32.43이상
악력(kg)	R	22.3이하	22.4~26.7	26.8~31.2	31.3~35.6	35.7이상
	L	19.8이하	19.9~24.1	24.2~28.4	28.5~32.7	32.8이상
배근력(kg)		40.5이하	40.6~57.7	57.8~75.0	75.1~92.2	92.3이상
각력(kg)	R	24.2이하	24.3~32.1	32.2~40.1	40.2~47.9	48.0이상
	L	22.4이하	22.5~31.2	31.3~40.1	40.2~48.9	49.0이상
수직도(cm)		24.0이하	24.1~28.2	28.3~32.5	32.6~36.7	36.8이상
윗몸일으키기(회)		6이하	7~10	11~15	16~19	20이상
눈감고외발서기(sec)		2이하	3~12	13~23	24~33	34이상
전신반응(sec)		0.454이하	0.453~0.385	0.384~0.315	0.314~0.246	0.245이상
사이드스텝(회)		24이하	25~30	31~34	35~38	39이상
체 전 굴 (cm)		27.5이하	27.6~33.6	33.7~39.7	39.8~45.8	45.9이상
체 후 굴 (cm)		28.8이하	28.9~36.7	36.8~44.6	44.7~52.5	52.6이상

※ 각력의 경우 : 각신전력 측정치(kg)÷체중(kg)을 하여

0.4정도가 되면 보행에 지장이 있다.

0.6정도가 되면 계단 오르내리는데 지장이 있다.

0.8정도가 되면 착지하는데 문제가 있다.

1.0정도는 일상생활에 문제가 없다.

1.2정도면 스포츠활동에 안정적이다.

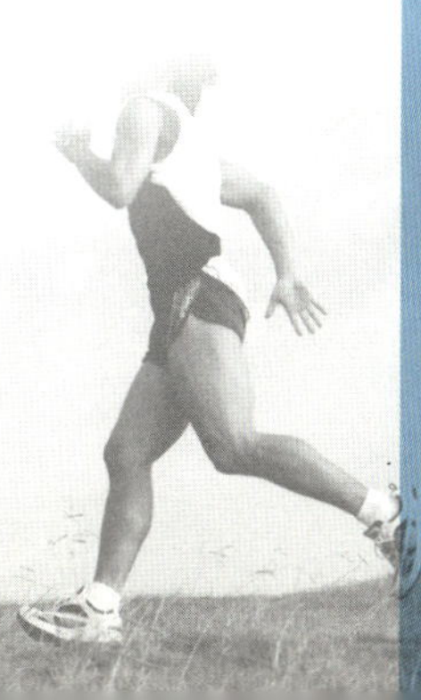

표 3-19. 남자 50~59세용 운동능력평가 기준표

항목별 \ 단계		1단계 (매우 약함)	2단계 (보통보다 못함)	3단계 (보통)	4단계 (보통보다 좋음)	5단계 (매우 좋음)
전신지구력 (ml/kg/min)		31.37이하	31.38~32.92	32.93~34.47	34.48~36.02	36.03이상
악력(kg)	R	35.0이하	35.1~39.5	39.6~44.0	44.1~48.5	48.6이상
	L	31.5이하	31.6~36.2	36.3~40.9	41.0~45.6	45.7이상
배근력(kg)		84.6이하	84.7~107.8	107.9~131.0	131.1~154.2	154.3이상
각력(kg)	R	40.3이하	40.4~52.5	52.6~64.7	64.8~76.9	77.0이상
	L	40.1이하	40.2~53.1	53.2~66.1	66.2~79.1	79.2이상
수직도(cm)		27.0이하	27.1~34.4	34.5~41.8	41.9~49.2	49.3이상
윗몸일으키기(회)		9이하	10~13	14~17	18~21	22이상
눈감고외발서기(sec)		3이하	4~14	15~25	26~36	37이상
전신반응(sec)		0.508이하	0.507~0.422	0.421~0.336	0.335~0.250	0.249이상
사이드스텝(회)		20이하	21~23	24~27	28~31	32이상
체 전 굴 (cm)		14.7이하	14.8~24.4	24.5~34.1	34.2~43.8	43.9이상
체 후 굴 (cm)		27.4이하	27.5~34.8	34.9~42.2	42.3~49.6	49.7이상

※ 각력의 경우 : 각신전력 측정치(kg)÷체중(kg)을 하여
0.4정도가 되면 보행에 지장이 있다.
0.6정도가 되면 계단 오르내리는데 지장이 있다.
0.8정도가 되면 착지하는데 문제가 있다.
1.0정도는 일상생활에 문제가 없다.
1.2정도면 스포츠활동에 안정적이다.

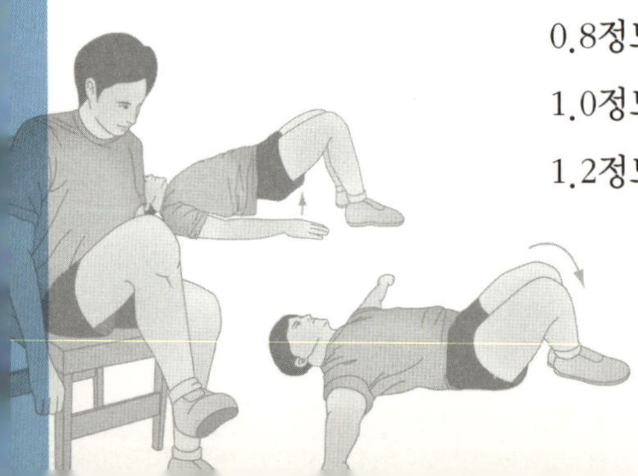

표 3-20. 여자 50~59세용 운동능력평가 기준표

항목별 \ 단계		1단계 (매우 약함)	2단계 (보통보다 못함)	3단계 (보통)	4단계 (보통보다 좋음)	5단계 (매우 좋음)
전신지구력 (ml/kg/min)		28.48이하	28.49~29.01	29.02~29.55	29.56~30.08	30.09이상
악력(kg)	R	19.0이하	19.1~23.8	23.9~28.7	28.8~33.5	33.6이상
	L	16.9이하	17.0~22.3	22.4~27.8	27.9~33.2	33.3이상
배근력(kg)		35.9이하	36.0~55.7	55.8~75.6	75.7~95.4	95.5이상
각력(kg)	R	19.7이하	19.8~28.4	28.5~37.5	37.6~45.8	45.9이상
	L	20.6이하	20.7~28.2	28.3~35.9	36.0~43.5	43.6이상
수직도(cm)		20.7이하	20.8~24.6	24.7~28.5	28.6~32.4	32.5이상
윗몸일으키기(회)		4이하	5~8	9~12	13~17	18이상
눈감고외발서기(sec)		4이하	5~9	10~14	15~19	20이상
전신반응(sec)		0.524이하	0.523~0.445	0.444~0.365	0.364~0.286	0.285이상
사이드스텝(회)		22이하	23~27	28~31	32~35	36이상
체 전 굴 (cm)		25.0이하	25.1~32.9	33.0~40.8	40.9~48.7	48.8이상
체 후 굴 (cm)		26.2이하	26.3~33.1	33.2~40.0	40.1~46.9	47.0이상

※ 각력의 경우 : 각신전력 측정치(kg)÷체중(kg)을 하여
0.4정도가 되면 보행에 지장이 있다.
0.6정도가 되면 계단 오르내리는데 지장이 있다.
0.8정도가 되면 착지하는데 문제가 있다.
1.0정도는 일상생활에 문제가 없다.
1.2정도면 스포츠활동에 안정적이다.

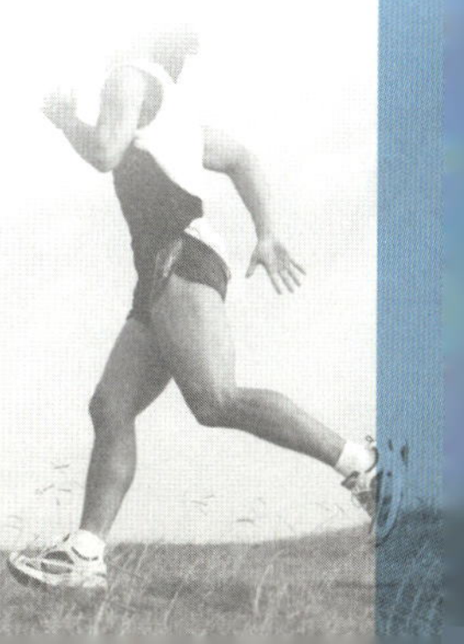

표 3-21. 남자 60~69세용 운동능력평가 기준표

항목별 \ 단계		1단계 (매우 약함)	2단계 (보통보다 못함)	3단계 (보통)	4단계 (보통보다 좋음)	5단계 (매우 좋음)
전신지구력 (ml/kg/min)		28.48이하	28.49~29.01	29.02~29.55	29.56~30.08	30.09이상
악력(kg)	R	34.6이하	34.7~38.7	38.8~42.8	42.9~46.9	47.0이상
	L	32.6이하	32.7~36.5	36.6~40.4	40.5~44.3	44.4이상
배근력(kg)		81.6이하	81.7~99.7	99.8~117.8	117.9~135.9	136.0이상
각력(kg)	R	38.4이하	38.5~47.2	47.3~56.1	56.2~64.9	65.0이상
	L	39.0이하	39.1~47.1	47.2~55.2	55.3~63.3	63.4이상
수직도(cm)		24.1이하	24.2~30.2	30.3~36.3	36.4~42.4	42.5이상
윗몸일으키기(회)		9이하	10~12	13~16	17~20	21이상
눈감고외발서기(sec)		3이하	4~6	7~10	11~13	14이상
전신반응(sec)		0.480이하	0.479~0.403	0.402~0.291	0.290~0.254	0.253이상
사이드스텝(회)		17이하	18~22	23~27	28~32	33이상
체 전 굴 (cm)		15.2이하	15.3~24.2	24.3~33.3	33.4~42.3	42.4이상
체 후 굴 (cm)		23.6이하	23.7~28.9	29.0~34.2	34.3~39.5	39.6이상

※ 각력의 경우 : 각신진력 측정치(kg)÷체중(kg)을 하여

0.4정도가 되면 보행에 지장이 있다.

0.6정도가 되면 계단 오르내리는데 지장이 있다.

0.8정도가 되면 착지하는데 문제가 있다.

1.0정도는 일상생활에 문제가 없다.

1.2정도면 스포츠활동에 안정적이다.

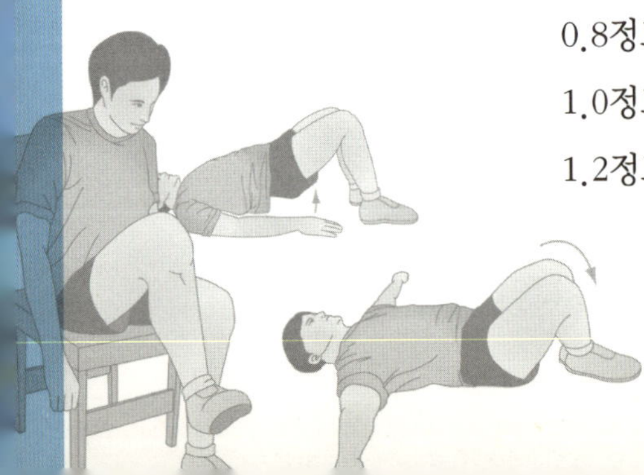

표 3-22. 여자 60~69세용 운동능력평가 기준표

단계 항목별		1단계 (매우 약함)	2단계 (보통보다 못함)	3단계 (보통)	4단계 (보통보다 좋음)	5단계 (매우 좋음)
전신지구력 (ml/kg/min)		27.40이하	27.41~27.99	28.00~28.59	28.60~29.18	29.19이상
악력(kg)	R	17.2이하	17.3~21.8	21.9~26.5	26.6~31.1	31.2이상
	L	16.2이하	16.3~20.6	20.7~25.1	25.2~29.5	29.6이상
배근력(kg)		34.0이하	34.1~49.0	49.1~64.1	64.2~79.1	79.2이상
각력(kg)	R	21.8이하	21.9~27.9	28.0~34.0	34.1~40.1	40.2이상
	L	20.7이하	20.8~26.4	26.5~32.1	32.2~37.8	37.9이상
수직도(cm)		18.5이하	18.6~22.1	22.2~25.8	25.9~29.4	29.5이상
윗몸일으키기(회)		3이하	4~7	8~10	11~13	14이상
눈감고외발서기(sec)		1이하	2~8	9~15	16~23	24이상
전신반응(sec)		0.588이하	0.587~0.495	0.494~0.401	0.400~0.308	0.307이상
사이드스텝(회)		20이하	21~25	26~29	30~33	34이상
체 전 굴 (cm)		30.2이하	30.3~35.4	35.5~40.7	40.8~45.9	50.0이상
체 후 굴 (cm)		22.5이하	22.6~28.2	28.3~33.9	34.0~39.6	39.7이상

※ 각력의 경우 : 각신전력 측정치(kg)÷체중(kg)을 하여
0.4정도가 되면 보행에 지장이 있다.
0.6정도가 되면 계단 오르내리는데 지장이 있다.
0.8정도가 되면 착지하는데 문제가 있다.
1.0정도는 일상생활에 문제가 없다.
1.2정도면 스포츠활동에 안정적이다.

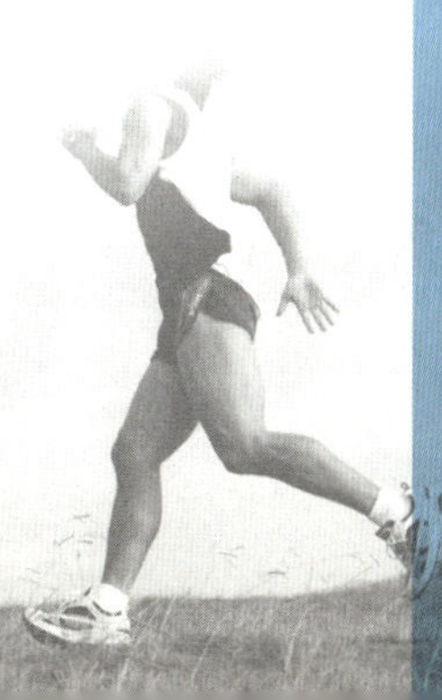

9) 비만운동처방(지도)을 위해 신체활동과 운동 시 에너지 소비량계산

표 3-23. 비만운동처방을 위한 걷고 달리는 속도에 따른 체중별 소비 에너지 칼로리 계산법

걷고 달리는 속도	체중 1 kg당 1분간에 소비되는 칼로리	체중별로 10분간 걷고 달리는데 소비되는 칼로리						
m/분	Cal/kg/분	40 kg	50 kg	60 kg	70 kg	80 kg	90 kg	100 kg
60 산보	0.078	31	39	47	55	62	70	78
80 속보	0.097	39	49	58	68	78	87	97
100 급보	0.115	46	58	69	81	92	104	115
120 강보	0.134	54	67	80	94	107	121	134
140 완주	0.153	61	77	92	107	122	138	153
160 주행	0.187	68	86	103	120	137	154	171
180 주행	0.19	76	95	114	133	152	171	190
200 주행	0.209	84	105	115	146	167	188	209
220 주행	0.227	91	114	136	159	182	204	227
240 주행	0.246	98	123	148	172	197	221	246
260 주행	0.265	106	133	159	186	212	237	265
280 주행	0.283	113	142	170	198	226	255	283
300 주행	0.302	121	151	181	211	242	272	302

1) 참고사항 :

140 m/분 이하로 달리는 운동이 유산소적 운동이다. 140 m/분 이상 달리는 운동은 무산소적 운동에 가까우므로 비만운동처방시 분당 140 m/분 이하로 처방하는 것이 바람직하다.

2) 주의사항

한국인을 대상으로 한 자료출처는 필자가 1992년 서울시로부터 시민공원에서 스포츠교실의 생활체육활동에 관한 연구보고와 보건복지부에서 시행한 국민건강증진사업 연구보고서인 국민건강증진을 위한 운동능력평가 기준표개발 2000년 12월과 사)한국운동지도협회에 의한 연구결과 내용임으로 무단사용 복제하여 사용하는 것은 주의를 요함.

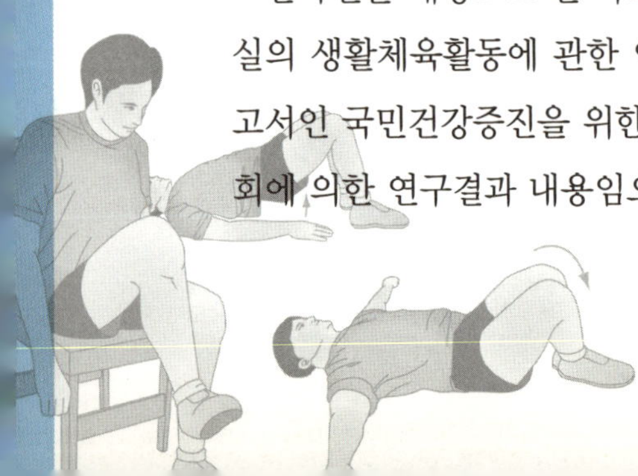

표 3-24. 비만운동처방을 위한 신체활동과 운동중 에너지 소비량을 5분으로 간단하게 계산하는 방법

운동종목	에너지소비량 Cal/kg/분	5분간 운동 시 체중별 소비 칼로리							비고 자료 출처
		체중 40 kg	체중 50 kg	체중 60 kg	체중 70 kg	체중 80 kg	체중 90 kg	체중 100 kg	
건강체조	0.066	13.2	16.5	19.8	23.1	26.4	29.7	33	한강시민공원 스포츠교실의 생활체육활동에 관한 프로젝트 보고서(1992년 연구자 성동진), 스포츠영양학, 운동처방론(고려의학 성동진)
일반체조	0.0552~ 0.1083	11.04~ 21.66	13.80~ 27.08	16.50~ 32.49	19.32~ 37.91	22.08~ 43.32	24.84~ 48.74	27.60~ 54.15	
Bob스트레칭	0.0502~ 0.0906	10.04~ 18.12	12.55~ 22.65	15.06~ 27.18	17.57~ 31.71	20.08~ 36.24	22.59~ 40.77	25.10~ 45.30	
헬스덤벨운동	0.2234	44.68	55.85	67.02	78.19	89.36	100.53	117.7	
헬스바벨운동	0.1402~ 0.2057	28.04~ 41.14	35.05~ 51.43	42.06~ 61.71	49.07~ 72	56.08~ 82.28	63.09~ 92.57	70.10~ 102.85	
헬스복근운동	0.1543	30.86	38.58	46.29	54.01	61.72	69.44	77.15	
헬스운동평균	0.1962	39.24	49.05	58.86	68.67	78.48	88.29	98.1	
연습축구	0.087	17.4	21.75	26.1	30.45	34.8	39.15	43.5	
연습농구	0.121	24.2	30.25	36.3	42.35	48.4	54.45	60.5	
연습배구	0.081	16.2	20.25	24.3	28.35	32.4	36.45	40.5	
태극권(기공)	0.053	10.6	13.25	15.9	18.55	21.2	23.85	26.5	
외발자전거	0.052	10.4	13	15.6	18.2	20.8	23.4	26	
게이트볼	0.038	7.6	9.5	11.4	13.3	15.2	17.1	19	
걷기 60 m/분	0.078	15.6	19.5	23.4	27.3	31.2	35.1	39	
속보 80 m/분	0.097	19.4	24.25	29.1	33.95	38.8	43.65	48.5	
속보 100 m/분	0.115	23	28.75	34.5	40.25	46	51.75	57.5	
달리기 120 m/분	0.134	26.8	33.5	40.2	46.9	53.6	60.3	67	
달리기 140 m/분	0.153	30.6	38.25	45.9	53.55	61.2	68.85	76.5	
400 m 전력질주	1.7013	340.26	425.33	510.39	595355	680.52	765.59	850.65	
100 m 달리기	0.3207	64.14	80.18	156.21	112.25	128.28	144.32	160.35	
수영 50 m크롤	0.6212	124.24	155.3	186.36	217.42	248.48	279.54	310.6	
수영 50 m배영	0.4977	99.54	124.43	149.31	174.2	199.08	223.97	248.85	
수영 50 m평형	0.3738	74.76	93.45	112.14	130.83	149.52	168.21	186.9	
연습축구시합	0.0853~ 0.1719	17.06~ 34.38	21.33~ 42.98	25.59~ 51.57	29.86~ 60.17	34.12~ 68.76	38.39~ 77.36	42.65~ 85.95	
연습농구시합	0.2588	51.76	64.7	77.64	90.58	103.52	116.46	129.4	
탁구	0.149	29.8	37.25	44.7	52.15	59.6	67.05	74.5	
배드민턴 싱글	0.1366	27.32	34.15	40.98	47.81	54.64	61.47	68.3	
배드민턴 더블	0.1136	22.72	28.4	34.08	39.76	45.44	51.12	56.8	
사이클 10 km	0.08	16	20	24	28	32	36	40	
등산	0.1048	20.96	26.2	31.44	36.68	41.92	47.16	52.4	
스키 보행	0.0782~ 0.1348	15.64~ 26.96	19.55~ 33.7	23.46~ 40.44	27.37~ 47.18	31.28~ 53.92	35.19~ 60.66	39.10~ 67.4	
스키 활강	0.1242~ 0.20127	24.84~ 40.25	31.05~ 50.32	37.26~ 60.38	43.47~ 70.45	49.68~ 80.51	55.89~ 90.57	62.10~ 100.64	

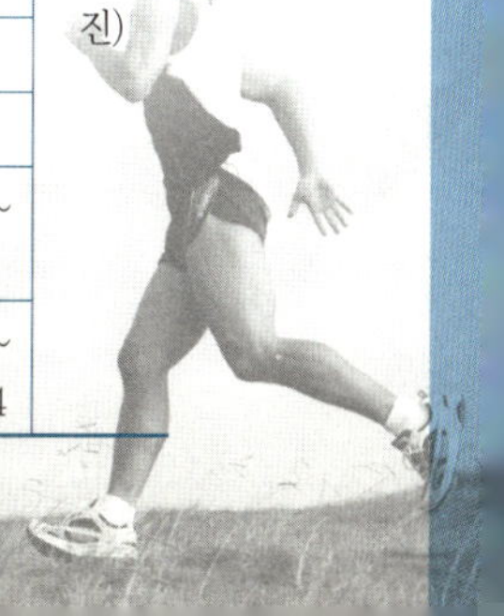

표 3-25. 비만운동처방을 위한 신체활동과 운동중 에너지 소비량을 10분으로 간단하게 계산하는 방법

운동종목	에너지소비량 Cal/kg/분	10분간 운동 시 체중별 소비 칼로리							비고 자료 출처
		체중 40 kg	체중 50 kg	체중 60 kg	체중 70 kg	체중 80 kg	체중 90 kg	체중 100 kg	
건강체조	0.066	26.4	33	39.6	46.2	52.8	59.4	66	한강 시민 공원 스포츠 교실의 생활 체육 활동에 관한 프로젝트 보고서(1992년 연구자 성동진), 스포츠 영양학, 운동 처방론(고려 의학 성동진)
일반체조	0.0552~0.1083	22.08~43.42	27.6	33.12~54.36	35.14~63.42	40.16~72.48	45.18~81.54	50.20~90.60	
Bob스트레칭	0.0502~0.0906	20.08~36.24	25.10~45.30	30.12~54.36	35.14~63.42	40.16~72.48	45.18~81.54	50.20~90.60	
헬스담벨운동	0.2234	89.36	117.7	134.04	156.38	178.82	201.06		
헬스바벨운동	0.1402~0.2057	56.08~82.28	70.10~102.85	84.12~123.42	98.14~143.99	112.16~164.56	126.18~185.13		
헬스복근운동	0.1543	61.72	77.15	92.58	108.01	123.44	138.87		
헬스운동평균	0.1962	78.48	98.1	117.72	137.34	156.96	176.58		
연습축구	0.087	34.8	43.5	52.2	60.9	69.6	78.3		
연습농구	0.121	48.4	60.5	72.6	84.7	96.6	78.3		
연습배구	0.081	32.4	40.5	48.6	56.7	64.8	72.9		
태극권(기공)	0.053	21.2	26.5	31.8	37.1	42.4	47.7		
외발자전거	0.052	20.8	26	31.2	36.4	41.6	46.8		
게이트볼	0.038	15.2	19	22.8	26.6	30.4	34.2		
걷기 60 m/분	0.078	31.2	39	46.8	54.6	62.4	70.2		
속보 80 m/분	0.097	38.8	48.5	69	80.5	92	103.5		
속보 100 m/분	0.115	46	57.5	69	80.5	92	103.5		
달리기 120 m/분	0.134	53.6	67	80.4	93.8	107.2	120.6		
달리기 140 m/분	0.153	61.2	76.5	91.8	107.1	122.4	137.7		
400 m 전력질주	1.7013	680.52	850.65	1020.78	1190.91	1361.04	1531.17		
100 m 달리기	0.3207	128.28	160.35	192.42	224.49	256.56	288.63		
수영 50 m크롤	0.6212	248.48	310.6	372.72	434.84	496.96	559.08		
수영 50 m배영	0.4977	199.08	248.85	298.62	348.39	398.16	447.93		
수영 50 m평형	0.3738	199.08	248.85	298.62	348.39	398.16	447.93		
연습축구시합	0.0853~0.1719	34.12~68.76	42.65~85.95	51.18~103.14	59.71~120.33	68.24~137.52	76.77~154.71		
연습농구시합	0.2588	103.52	129.4	155.28	181.16	207.04	232.92		
탁구	0.149	59.6	74.5	89.4	104.3	119.2	134.1		
배드민턴 싱글	0.1366	54.64	68.3	81.96	95.62	109.28	122.94		
배드민턴 더블	0.1136	45.44	56.8	68.16	79.52	90.88	102.24		
사이클 10 km	0.08	32	40	48	56	64	72		
등산	0.1048	41.92	52.4	62.88	73.36	83.84	94.32		
스키 보행	0.0782~0.1348	31.28~53.92	39.10~67.40	46.92~80.88	54.74~94.36	62.56~107.84	70.38~121.32		
스키 활강	0.1242~0.20127	49.68~80.51	62.10~100.06	74.52~120.76	86.94~140.89	99.36~161.02	111.78~181.14		

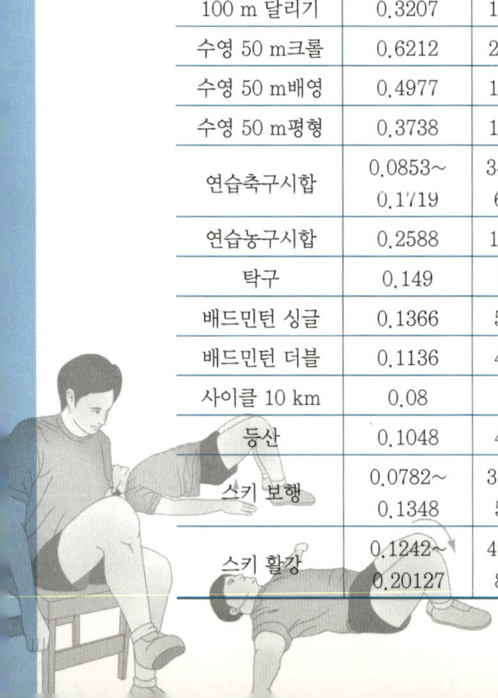

표 3-26. 비만운동처방을 위한 신체활동과 운동중 에너지 소비량을 15분으로 간단하게 계산하는 방법

운동종목	에너지소비량 Cal/kg/분	15분간 운동 시 체중별 소비 칼로리						비고 자료 출처
		체중 40 kg	체중 50 kg	체중 60 kg	체중 70 kg	체중 80 kg	체중 90 kg	
건강체조	0.066	39.6	49.5	59.4	63	79.2	89.1	한강 시민 공원 스포츠 교실의 생활체육 활동에 관한 프로젝트 보고서(1992년 연구자 성동진), 스포츠 영양학, 운동처방론(고려의학 성동진)
일반체조	0.0552~ 0.1083	33.12~ 64.98	41.44~ 81.23	49.68~ 97.47	54.60~ 113.72	66.24~ 129.96	74.52~ 147.82	
Bob스트레칭	0.0502~ 0.0906	30.12~ 54.96	37.65~ 67.95	45.18~ 81.54	52.71~ 95.13	60.24~ 108.72	67.77~ 122.31	
헬스담벨운동	0.2234	134.04	166.76	201.06	234.57	268.08	301.59	
헬스바벨운동	0.1402~ 0.2057	84.12~ 123.42	105.15~ 154.28	126.18~ 185.13	147.21~ 216.00	168.24~ 246.84	189.27~ 277.70	
헬스복근운동	0.1543	92.58	115.73	138.87	162.02	185.16	208.31	
헬스운동평균	0.1962	117.72	147.15	176.58	206.01	235.44	264.87	
연습축구	0.087	52.2	65.25	78.3	91.35	104.4	117.45	
연습농구	0.121	72.6	90.75	108.9	127.05	145.2	163.35	
연습배구	0.081	48.6	60.75	72.9	85.05	97.2	109.35	
태극권(기공)	0.053	31.8	39.75	47.7	55.65	63.6	71.55	
외발자전거	0.052	31.2	39	46.8	54.6	62.4	70.2	
게이트볼	0.038	22.8	28.5	70.2	83.07	93.6	105.3	
걷기 60 m/분	0.078	46.8	85.5	70.2	83.07	93.6	105.3	
속보 80 m/분	0.097	58.2	72.75	87.3	101.85	116.4	130.95	
속보 100 m/분	0.115	69	86.25	103.5	120.75	138	155.25	
달리기 120 m/분	0.134	80.4	100.5	120.6	140.7	160.8	180.9	
달리기 140 m/분	0.153	91.8	114.75	137.7	160.65	183.6	206.55	
400 m 전력질주	1.7013	1020.78	1275.98	1531.12	1783.37	2041.56	2296.76	
100 m 달리기	0.3207	192.42	240.53	288.63	336.74	384.84	432.95	
수영 50 m크롤	0.6212	372.72	465.9	559.08	652.26	745.44	838.62	
수영 50 m배영	0.4977	298.62	373.28	447.93	522.59	597.24	671.9	
수영 50 m평형	0.3738	224.78	280.35	336.42	392.49	448.56	504.63	
연습축구시합	0.0853~ 0.1719	51.18~ 103.14	63.98~ 128.93	77.77~ 154.71	89.57~ 180.50	102.36~ 206.28	115.16~ 232.07	
연습농구시합	0.2588	155.28	194.1	232.92	271.74	310.56	349.38	
탁구	0.149	89.4	111.75	134.1	156.45	178.8	201.15	
배드민턴 싱글	0.1366	81.96	102.45	122.94	143.43	163.92	184.41	
배드민턴 더블	0.1136	68.16	85.2	102.24	119.28	136.32	153.36	
사이클 10 km	0.08	480	60	72	84	96	108	
등산	0.1048	62.88	78.6	94.32	110.04	125.76	141.48	
스키 보행	0.0782~ 0.1348	46.92~ 80.88	58.65~ 101.10	70.38~ 121.32	82.11~ 141.54	93.84~ 161.76	105.57~ 181.98	
스키 활강	0.1242~ 0.20127	74.52~ 120.76	93.15~ 150.95	111.78~ 181.14	130.41~ 211.33	149.04~ 241.53	167.67~ 272.72	

표 3-27. 비만운동처방을 위한 신체활동과 운동중 에너지 소비량을 20분으로 간단하게 계산하는 방법

운동종목	에너지소비량 Cal/kg/분	20분간 운동 시 체중별 소비 칼로리						비고 자료 출처
		체중 40 kg	체중 50 kg	체중 60 kg	체중 70 kg	체중 80 kg	체중 90 kg	
건강체조	0.066	52.8	66	79.2	92.4	105.6	118.8	한강 시민 공원 스포츠 교실의 생활체육활동에 관한 프로젝트 보고서(1992년 연구자 성동진), 스포츠 영양학, 운동처방론(고려의학 성동진)
일반체조	0.0552~ 0.1083	44.16~ 86.64	55.20~ 108.30	66.24~ 129.96	77.28~ 151.62	88.32~ 173.28	99.36~ 194.94	
Bob스트레칭	0.0502~ 0.0906	40.16~ 72.48	50.20~ 90.60	60.24~ 108.72	70.28~ 126.84	80.32~ 144.32	90.36~ 163.08	
헬스담벨운동	0.2234	178.72	223.4	268.08	312.76	357.44	402.12	
헬스바벨운동	0.1402~ 0.2057	112.16~ 164.56	140.20~ 205.70	168.24~ 246.84	196.28~ 287.98	224.32~ 329.12	252.36~ 370.26	
헬스복근운동	0.1543	123.44	154.3	185.16	216.02	246.88	277.74	
헬스운동평균	0.1962	156.96	196.2	235.44	274.68	313.92	353.16	
연습축구	0.087	64.6	87	104.4	121.8	139.2	156.6	
연습농구	0.121	96.8	121	145.2	169.4	193.6	217.8	
연습배구	0.081	64.8	81	97.2	113.4	129.6	145.8	
태극권(기공)	0.053	42.4	53	63.5	74.2	84.2	95.4	
외발자전거	0.052	41.6	52	62.4	72.8	83.2	93.6	
게이트볼	0.038	30.4	38	45.6	53.2	60.8	68.4	
걷기 60 m/분	0.078	62.4	78	93.6	109.2	124.8	140.4	
속보 80 m/분	0.097	77.6	97	116.4	135.8	155.2	174.6	
속보 100 m/분	0.115	92	115	138	161	184	207	
달리기 120 m/분	0.134	107.2	134	160.8	187.6	214.4	241.2	
달리기 140 m/분	0.153	122.4	153	183.6	214.2	244.8	275.4	
400 m 전력질주	1.7013	1361.04	1701.3	2041.56	2381.82	2722.08	3062.34	
100 m 달리기	0.3207	256.56	320.7	384.84	448.98	513.12	577.26	
수영 50 m크롤	0.6212	496.96	621.2	745.44	869.68	993.92	1118.16	
수영 50 m배영	0.4977	398.16	497.7	597.24	696.78	796.32	895.86	
수영 50 m평형	0.3738	299.64	373.8	448.56	523.32	598.08	672.84	
연습축구시합	0.0853~ 0.1719	68.24~ 137.52	85.30~ 171.90	102.36~ 206.28	119.42~ 240.66	136.48~ 275.04	153.54~ 309.42	
연습농구시합	0.2588	207.04	258.8	310.56	362.32	414.08	465.84	
탁구	0.149	119.2	149	178.8	208.6	238.4	268.2	
배드민턴 싱글	0.1366	109.28	136.6	163.92	191.24	218.56	245.88	
배드민턴 더블	0.1136	90.88	113.6	136.32	159.04	181.76	204.48	
사이클 10 km	0.08	64	80	96	112	128	144	
등산	0.1048	83.84	104.8	125.76	146.72	167.68	188.64	
스키 보행	0.0782~ 0.1348	62.56~ 107.84	78.20~ 134.80	93.84~ 161.76	109.48~ 188.72	125.12~ 215.68	140.76~ 242.64	
스키 활강	0.1242~ 0.20127	99.36~ 161.02	124.20~ 201.27	149.04~ 241.53	173.88~ 281.78	198.72~ 322.03	223.56~ 362.29	

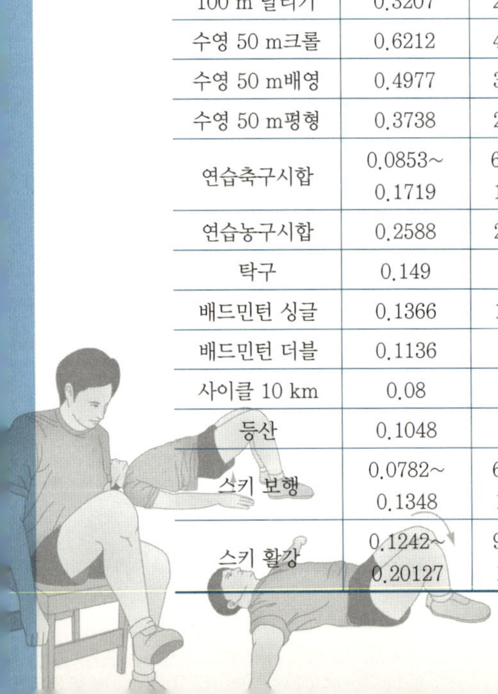

표 3-28. 비만운동처방을 위한 신체활동과 운동중 에너지 소비량을 25분으로 간단하게 계산하는 방법

운동종목	에너지소비량 Cal/kg/분	25분간 운동 시 체중별 소비 칼로리						비고 자료 출처
		체중 40 kg	체중 50 kg	체중 60 kg	체중 70 kg	체중 80 kg	체중 90 kg	
건강체조	0.066	66	82.5	99	115.5	132	148.5	한강시민공원스포츠교실의 생활체육활동에 관한 프로젝트보고서(1992년 연구자 성동진), 스포츠영양학, 운동처방론(고려의학 성동진)
일반체조	0.0552~ 0.1083	44.16~ 108.30	69.00~ 135.38	82.80~ 162.45	96.60~ 189.53	110.40~ 216.60	113.63~ 203.85	
Bob스트레칭	0.0502~ 0.0906	50.20~ 90.60	62.75~ 113.25	75.30~ 135.90	87.85~ 158.55	100.40~ 181.20	113.63~ 203.85	
헬스담벨운동	0.2234	223.4	279.25	335.1	390.95	446.8	503.33	
헬스바벨운동	0.1402~ 0.2057	140.20~ 205.70	175.25~ 257.13	210.30~ 308.55	245.35~ 359.98	280.40~ 411.40	315.45~ 462.83	
헬스복근운동	0.1543	154.3	192.88	231.45	270.03	308.6	347.18	
헬스운동평균	0.1962	196.2	245.21	294.3	343.35	392.4	441.45	
연습축구	0.087	87	108.75	130.5	152.25	174	195.75	
연습농구	0.121	121	151.25	181.5	211.75	242	272.25	
연습배구	0.081	81	101.25	121.5	141.75	162	182.25	
태극권(기공)	0.053	53	66.25	79.5	92.75	106	119.25	
외발자전거	0.052	52	65	78	91	104	117	
게이트볼	0.038	38	47.5	57	66.5	76	85.5	
걷기 60 m/분	0.078	78	97.5	117	136.5	156	175.5	
속보 80 m/분	0.097	97	121.25	145.5	169.75	194	218.25	
속보 100 m/분	0.115	115	143.75	172.5	201.25	230	258.75	
달리기 120 m/분	0.134	134	167.5	201	234.5	268	301.5	
달리기 140 m/분	0.153	153	191.25	229.5	267.75	306	344.25	
400 m 전력질주	1.7013	1701.3	2126.63	2551.95	2977.28	3402.6	3827.93	
100 m 달리기	0.3207	320.7	400.88	481.05	529.73	641.4	721.58	
수영 50 m크롤	0.6212	621.2	776.5	931.8	1087.1	1242.4	1397.7	
수영 50 m배영	0.4977	373.8	467.25	560.7	654.15	747.6	841.05	
수영 50 m평형	0.3738	373.8	467.25	560.7	654.15	747.6	841.05	
연습축구시합	0.0853~ 0.1719	85.30~ 171.90	106.63~ 214.88	127.95~ 257.85	149.28~ 300.83	170.60~ 343.80	191.93~ 386.78	
연습농구시합	0.2588	258.8	323.5	388.2	452.9	517.6	582.3	
탁구	0.149	149	186.25	223.5	260.75	298	335.25	
배드민턴 싱글	0.1366	136.6	170.75	204.9	239.05	273.2	307.35	
배드민턴 더블	0.1136	113.6	142	170.4	198.8	227.2	255.6	
사이클 10 km	0.08	80	100	120	140	160	180	
등산	0.1048	104.8	131	157.2	183.4	209.6	235.8	
스키 보행	0.0782~ 0.1348	78.20~ 134.80	97.71~ 168.50	117.30~ 202.20	136.85~ 235.90	156.40~ 269.60	175.95~ 303.30	
스키 활강	0.1242~ 0.20127	124.20~ 201.27	155.25~ 251.59	186.30~ 301.91	217.35~ 352.22	248.40~ 402.54	279.45~ 452.86	

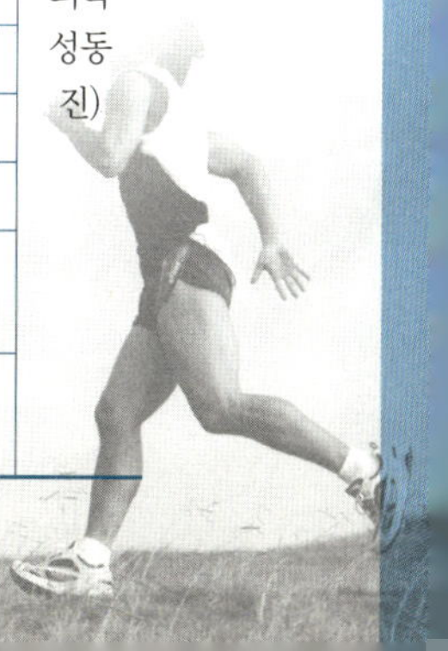

표 3-29. **비만운동처방을 위한 신체활동과 운동중 에너지 소비량을 30분으로 간단하게 계산하는 방법**

운동종목	에너지소비량 Cal/kg/분	30분간 운동 시 체중별 소비 칼로리						비고 자료 출처
		체중 40 kg	체중 50 kg	체중 60 kg	체중 70 kg	체중 80 kg	체중 90 kg	
건강체조	0.066	79.2	99	118.8	138.6	158.4	178.2	한강시민공원 스포츠교실의 생활체육활동에 관한 프로젝트 보고서(1992년 연구자 성동진), 스포츠 영양학, 운동처방론(고려의학 성동진)
일반체조	0.0552~ 0.1083	66.24~ 129.60	82.80~ 162.45	90.36~ 194.94	115.92~ 227.43	132.48~ 259.92	149.04~ 292.41	
Bob스트레칭	0.0502~ 0.0906	60.24~ 108.72	75.30~ 135.90	90.36~ 163.08	105.42~ 190.26	120.48~ 217.44	135.54~ 244.62	
헬스담벨운동	0.2234	268.08	335.1	402.12	469.14	536.16	603.18	
헬스바벨운동	0.1402~ 0.2057	168.24~ 246.84	210.30~ 308.55	252.36~ 370.26	294.42~ 431.97	336.48~ 493.68	378.54~ 555.39	
헬스복근운동	0.1543	185.16	231.45	277.74	324.03	370.32	416.61	
헬스운동평균	0.1962	235.44	294.3	353.16	412.02	470.88	529.74	
연습축구	0.087	104.4	130.5	156.6	182.7	208.8	234.9	
연습농구	0.121	145.2	181.5	217.8	254.1	290.4	326.7	
연습배구	0.081	97.2	121.5	145.8	170.1	194.4	218.7	
태극권(기공)	0.053	63.6	79.5	95.4	111.3	127.2	143.1	
외발자전거	0.052	62.4	78	93.6	109.2	124.8	140.4	
게이트볼	0.038	45.6	57	68.4	79.8	91.2	102.6	
걷기 60 m/분	0.078	93.6	117	140.4	163.8	187.2	210.6	
속보 80 m/분	0.097	116.4	145.5	174.6	203.7	232.8	261.9	
속보 100 m/분	0.115	138	172.6	207	241.5	276	310.5	
달리기 120 m/분	0.134	160.8	201	241.2	281.4	321.6	361.8	
달리기 140 m/분	0.153	183.6	229.5	275.4	321.3	367.2	413.1	
400 m 전력질주	1.7013	2042.04	2552.55	3063.31	3573.57	4084.08	4594.59	
100 m 달리기	0.3207	384.84	481.05	577.26	673.47	769.68	865.89	
수영 50 m크롤	0.6212	745.44	931.8	1118.16	1304.52	1490.88	1677.24	
수영 50 m배영	0.4977	597.24	746.55	895.86	1045.17	1194.48	1343.79	
수영 50 m평형	0.3738	448.56	560.7	672.84	784.98	891.12	1009.26	
연습축구시합	0.0853~ 0.1719	102.36~ 206.28	127.95~ 257.85	153.54~ 309.42	179.13~ 360.99	204.72~ 412.56	230.31~ 464.13	
연습농구시합	0.2588	310.56	388.2	465.84	543.48	621.12	698.76	
탁구	0.149	178.8	223.5	268.2	312.9	357.6	402.3	
배드민턴 싱글	0.1366	163.92	204.9	245.88	286.86	327.84	368.82	
배드민턴 더블	0.1136	136.32	204.9	245.88	286.86	327.84	306.72	
사이클 10 km	0.08	96	120	144	168	192	216	
등산	0.1048	125.76	157.2	188.64	220.08	251.52	282.96	
스키 보행	0.0782~ 0.1348	93.84~ 161.76	117.30~ 202.20	140.76~ 242.64	164.22~ 283.08	187.68~ 323.52	211.14~ 363.96	
스키 활강	0.1242~ 0.20127	149.04~ 241.53	186.30~ 301.91	223.56~ 362.29	260.82~ 422.67	298.08~ 483.05	335.34~ 543.43	

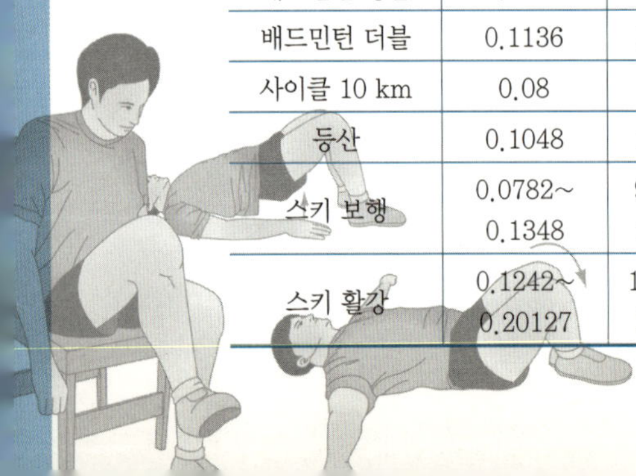

10) 운동처방(지도)안 작성의 실제

운동처방(지도)안을 작성 할 때에는 기본적으로 “운동처방의 정의”를 숙지하여야 한다. 다시 말하면 운동처방의 정의란 신체의 체력의 변화를 운동처방(지도) 시스템에 의거 분석하여 “운동의 종류”와 “운동의 양”을 처방 또는 지도하는 행위이다. 운동처방 내용은 어디까지나 의학적이고 과학적인 준거에 의하여 운동지도안이 작성되어야 한다. 그리고 운동처방(지도)에 관한 용어 해설을 숙지하고 용어해설에 관한 내용도 운동지도안에 함께 포함되어 운동지도안이 작성되어야 한다.

이상의 내용들을 운동처방(지도)안을 작성하기 위하여 다시한번 정리하여 설명한다면 신체에 체력의 변화는 운동실시자의 체력의 현상태의 사항과 운동처방 작성을 위한 운동을 실시하는 목적을 말한다. 운동을 실시하는 목적은 여러 가지가 있겠으나 일반적으로 정리를 한다면 다음 7가지 정도로 정리하여본다.

① 국민건강증진을 목적으로 할 때에는 유아, 아동, 청소년, 성인, 노인들에 체력을 향상내지는 유지시키는 목적.
② 직업에 따른 직업능력을 수행할 목적이라면 각 직업현장에서 필요한 체력을 향상내지는 유지시키는 목적.
③ 스포츠 종목별로 운동처방을 작성한다면 경기력 향상을 위한 스포츠 종목별 체력의 향상 목적.
④ 만성적 운동부족에서 오는 운동부족병에 대한 질환과 질병을 예방과 치료목적.
⑤ 노인의 신체적의존형(Physically Dependent)을 에방하기 위한 Active Aging(Successful Aging)의 목적.
⑥ 재활의학 목적이 아닌 보행훈련과 Aggressive 신경재활기능회복훈련목적.
⑦ 기타 건강과 예방의학과 치료의학적 입장에서 운동이 필요로 하는 대상자를 위한 목적 등으로 정리할 수 있다.

이상과 같은 7가지 목적으로 운동을 실시 할 경우에는 운동지도사는 반드시 운동처방 정의에 따른 “운동처방시스템”에 의거하여 의료인과 운동지도사는 신체의 체력을 분석하여 운동처방(지도)안을 작성하는 것이 기본이다.

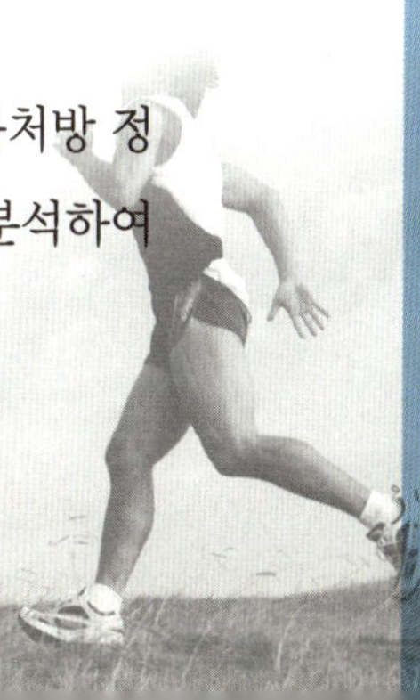

지금까지 설명한 내용을 다시한번 설명하여 정리한다면 운동처방시스템 제1항목에서 제 5항목까지 검사하는 과정에서 검사결과가 운동처방(지도)안 작성에 필요한 기본정보 또는 기본자료가 된다. 그러나 이 가운데에서 건강증진을 위하여 체력을 분석 할 때에는 필자가 "체력의 구성요소"를 5가지 정도로 분류하였다.

① 신체의 형태(근위축과 비만)
② 운동을 발현하는 근 계통(하체, 체간, 팔, 목)
③ 운동을 유지하는 호흡순환기계통(심장, 폐기능, 혈관)
④ 운동을 조정하고 제어하는 신경기능(유연성, 평형성, 민첩성 등)
⑤ 신체의 항상성을 유지하기 위한 신체의 내부환경(면역기능, 혈액, 소변)등으로 분류하여 이 5가지 등에 체력의 구성요소에 따른 운동실시자의 "운동 목적"과 운동 목적에 따라서 체력을 검사하는 검사항목은 객관도, 타당도, 신뢰도가 있는 항목을 결정한 후에 각 검사한 항목마다 운동 목적에 따른 체력의 5단계 평가기준표를 작성하여 운동처방(지도)안이 작성되어야 한다.

운동처방사 또는 운동지도사는 운동실시자에게 운동지도안 작성에 관한 근거를 의학적이고 과학적인 준거에 대하여 제시하고 이해시킬 필요가 있다. "체력의 5단계 평가기준표"를 다시한번 알기 쉽게 설명한다면 체력의 3단계를 중심으로(보통) 체력의 4단계는 보통보다 좋음, 체력의 5단계는 아주좋음, 체력의 2단계는 보통보다 못함, 체력의 1단계 아주못함. 으로 체력을 분류한 것을 체력의 5단계 평가기준표라고 말한다.

운동실시자가 체력검사항목마다 검사된 결과 치는 반드시 운동 목적에 따라서 분류한 "체력의 5단계 평가기준표"에 적용시켜 운동처방(지도)안 종합평가란(코멘트란)에 기록하여야 한다. 예를 들자면 65세 남자가 배근력검사를 실시하여 배근력이 100 kg이란 개인수치가 검사치의 결과라고 한다면 운동의 목직 가운데에 65세용 체력의 5단계 평가기준표에 적용시켜 본다.

이때 65세 남자 100 kg이 체력의 5단계 평가기준표에 3단계에 해당된다면 운동지도안 종합평가 코멘트란에 허리의 힘이 보통이라고 기록한다. 그리고 체력의 4단계 또는 5단계가 있기 때문에 이 65세 남자의 경우에는 4단계 정도로 강화시킬 필요가 있다고 기록하고 운동처방의 정의에 따라서 운동의 종류와 운동의 양을 선택하여 기록하여야 한다. 이때 운

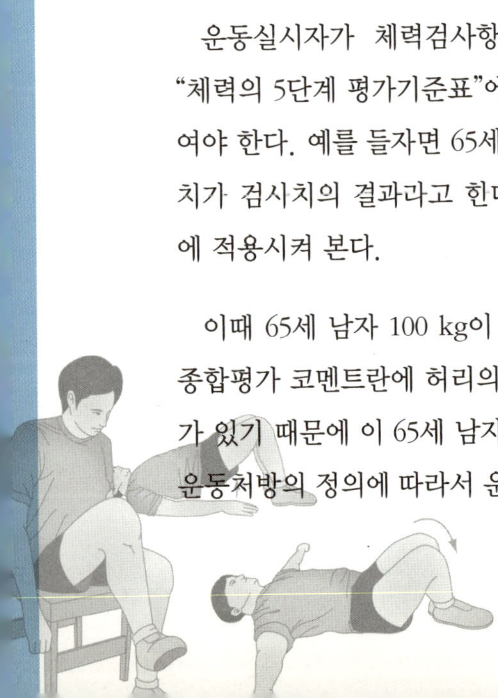

동의 종류를 참고로 다시한번 본 장에서 설명한다면 운동의 종류 5가지는 ① 전신적 운동(유산소적 운동, 무산소적 운동, 유산소적 운동 + 무산소적 운동 혼합형) ② 국소근 운동(근수축 양식을 이용한 등척성, 등장성, 단축성, 신장성, 등속성 운동 등 5가지) ③ 전신적 운동 + 국소적 운동(순환, 복합운동) ④ 레크레이션 운동(유희, 놀이, 춤, 댄싱, 민속놀이 등) ⑤ 조정운동(준비, 정리운동, 라디오체조, TV체조, 스트레칭, 각종 체조)등 이상 5가지 운동의 종류 가운데에 본장에서 예를 들은 65세 남자에 허리에 힘을 알아보기 위해서 검사한 지표는 배근력 100 kg이라는 수치가 검사결과이다.

이 검사결과를 65세 남자의 체력의 평가기준표 근 계에 적용시킨 결과 앞에서 보통이라고 평가되었기 때문에 배근력 4단계를 목표로 허리의 힘을 강화시킬 목적으로 "운동의 종류"는 앞에서 설명한 운동의 종류 가운데에 국소근 운동이다. 이때에 국소근운동 가운데에는 여러 가지의 운동의 종류가 있다고 생각된다. 운동실시자 입장에서 운동을 실시하는데 있어서 여러 가지 문제점이 있다고 생각 할 때에는 운동지도사 임의대로 결정한 운동의 종류는 무용지물이 되고 만다. 그렇기 때문에 운동의 종류를 결정할 때에는 운동을 실시 하고자 하는 수요자와 상담하여 되도록 본인이 하고자 하는 운동의 종류를 선택하게 하여 운동지도안을 작성하는 것이 바람직하다.

참고로 운동의 종류를 선택 할 때에는 첫째, 특별한 기자재나 기구를 사용하게 하는 운동의 종류는 삼가는 것이 좋다.

둘째, 운동 수요자가 일상생활 가운데에 운동을 수행 할 수 있는 운동의 종류를 선택하는 것이 바람직하다. 예를 들자면 아침저녁에 침실에서 일어나고 잠 잘때에 가정에서 할 수 있는 "윗몸일으키기"라던가 누워서 양다리를 가슴까지 올리고 내리는 동작등을 선택하는 것이 바람직하다. 셋째, 본인 스스로가 일상생활에서 생활에 리듬을 깨지 않으면서 본인이 좋아하는 운동의 종류, 가볍고 안전하게 운동을 의욕적으로 할 수 있는 운동의 종류등 선택하는 것이 바람직하다. 넷째, 운동 중에 일어날 수 있는 운동장애를 예상하여 운동지도안에 "숙지사항", "주의사항", "보조운동" 등 운동에 관한 설명과 운동기구등을 이용할 경우에는 기구 사용법 등과 운동방법을 숙지시키고 운동지도안에 반드시 기록한다.

이상과 같이 운동처방(지도) 정의에 따라서 운동의 종류가 결정되었다고 한다면 그 다음에는 "운동의 종류"가 선택된 운동방법에 따라서 "운동의 양" 즉, ① 운동의 강도 ② 운동

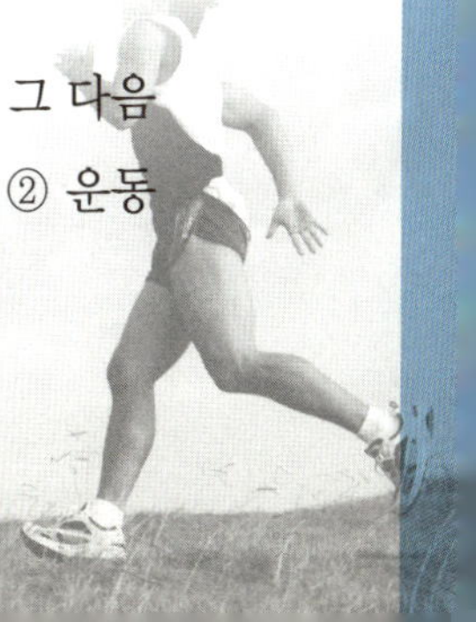

의 시간 ③ 운동의 빈도 ④ 운동의 기간등을 운동지도사는 운동지도안에 기록하여야 한다.

이상과 같은 내용을 참고로 운동처방(지도)안 작성에 필요한 기본적인 기재의 예를 다음장 그림 3-1에 일반적 운동지도안 작성 65세의 경우에 나타내었으며 그림 3-2에 운동지도안 작성 예와 그림 3-3에서 유산소 운동을 위한 운동의 강도와 연령 관계, 그림 3-4에서 유산소적 운동처방(지도)안 작성 시의 참고사항의 예로 나타내었다.

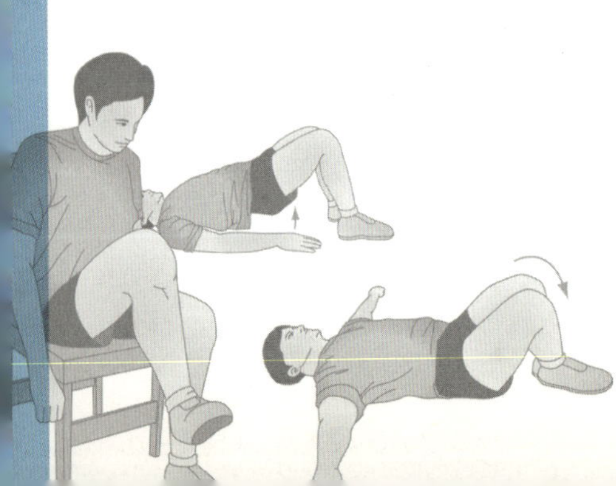

그림 3-1. 일반적운동지도안 작성 65세의 경우 (예)

성명 : ○○○	주민등록번호 :	연령 : 65세	성별 : 남자

① 체력의 종합적인 검사에 의한 각 항목마다의 평가기준표에 의한 평가내용 기록의 (예)

1. 비만(지방량 30%) : 식이요법과 운동지도필요, 신체의 지방량 10% 감량목표
2. 신체의 근의 요소와 신체전체의 형태에서 연령 65세이므로 신체전체에 근위축으로 신체전체의 체형이 변형되어 일반적 근력운동 필요
3. 호흡순환기능은 정상이나 혈관계에서 혈압이 높으므로 운동지도가 필요
4. 신경기능은 전신반응에 문제가 있다. 특히 근육반응이 저하되므로 근운동 필요
5. 자기체중을 이용하여 근력운동실시(운동의 효율목표)
6. 하체의 근력은 보통보다 낮으므로 일상생활을 영위하기 위하여 하체의 근력을 강화할 필요가 있다.
7. 호흡순환기능이 보통이나 강화할 필요가 있다.
8. 신경기능은 보통보다 못하며 유연성은 아무 못하므로 신경기능을 강화할 필요가 있다.
9. 참고사항: 체력의 요소 중 형태에서는 비만, 근계통은 전반적으로 보통보다 못함.
   순환기능은 보통이나 강화할 필요가 있다. 65세 체력의 전체적인 요소를 보통수준이상으로 강화시킬 필요가 있다.

체력분석결과	항목	내용	구분	판정
체력분석결과	신체의 ② 형태	1. 신체조성상태 (비만) • 지방량 : 30 fat% • 근육량 : 35 kg • 골의 치밀도 : 골다공증 증상 무 2. 근위축 • 하지 : 내측광근위축 • 체간 : 요통 • 상지 : 오십견 3. 체중 70 kg	운동처방 적응	운동실시 조건부실시 운동금기
	③ 근계통	1. 발목 : 오래 걷는 경우 발목통증 2. 무릎 : 안쪽 무릎 통증 3. 척추 : 요통 4. 목 : 목경직	운농부하 검사	필요 필요없음
	④ 호흡순환기능	1. 심장 : 심전도상 이상없음 2. 호흡기능 : 정상 3. 혈관(혈압) : 수축기 150 mmHg 이완기 100 mmHg	운동부하 검사결과	최대심박수도달 170박/분 운동부하시최대혈압 수축기 180/mmHg 이완기 110/mmHg 한계범위
	⑤ 신경기능	1. 평행성 : 보통보다 못함 2. 유연성 : 아주 못함 3. 전신반응 : 보통		
⑥ 안정시혈압 안정시심박수		150/100 mmHg 70/분		
⑦ 안정시심전도소견		심근경색, ST, T파이상, 심실성 부정맥, 기타증상이 있음 : (　　　　) 없음	운동지도 가부	운동실시 주의해서 실시 운동불가

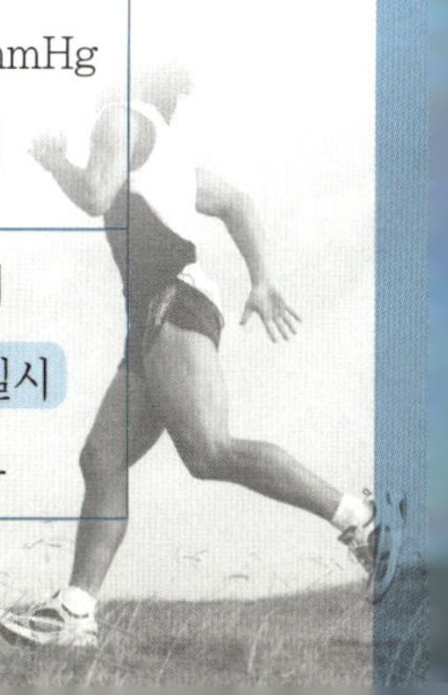

그림 3-2. **운동지도안 작성 (예)**

	운동의 종류	운동강도	운동시간	운동의 빈도
유산소적운동	**보 행** **조 깅** 수중보행 자전거에르고미터 기타 (수영)	심박수(박/분) 105박 **110박** 115박 120박 125박 130박 자각적운동강도 Borg스케일 11정도 Borg스케일 13정도	10분 **20분** 30분 40분 50분 60분 **6000보** 8000보 10000보 12000보 안정시 심박수에서 목표 심박수까지 도달하여 유지되는 시간을 운동시간으로 한다.	1회정도 /주 **2회정도 /주** 3회정도 /주 4회정도 /주 5~7회정도 /주
	운동의 종류	운동강도	운동시간	운동의 빈도
보조적운동	**체 조** **자기체중을 이용한 보조운동** 운동기구사용 기 타	30~40회 반복할 수 있는 강도 20~30회 반복할 수 있는 강도 **10~20회 반복할 수 있는 강도**	5분정도 **10분정도** 15분정도 20분정도	1회정도 /주 **2회정도 /주** 3회정도 /주 4회정도 /주 5~7회정도 /주

1. 비만을 위한 운동과 음식물섭취 상황
   비만운동처방(지도)목표가
   하루에너지소비를 1000칼로리라고 가정 할 때
   ① 음식물로 50%절식 (50% : 총하루에너지섭취량을 계산한 후 음식에서 하루에너지 절제목표는 500칼로리)
   ② 운동지도로 (50% : 신체활동과 운동으로 50% 소비한다. 에너지의 소비는 500칼로리 정도다.)

2. 준비운동과 정리운동 : 스트레칭 및 일반적 체조(근육통과 운동장애예방을 위해)

3. 주의사항 및 숙지사항
   ① 준비운동과 정리운동을 반드시 실시할 것.(안정시 심박수가 80박/분 정도가 되면 주의)
   ② 항상 운동 전 후 심박수를 체크할 것.
   ③ 다음 사항은 오버트레이닝 증후군이다. 오버트레이닝이 안 되도록 주의를 요함.
   Ⓐ 운동 후 10분이 지나도 숨이 찬다. Ⓑ 운동 후 10분이 지나도 맥박이 100박/분 이상이다.
   Ⓒ 운동 후 구심, 구토현상. Ⓓ 운동 후 1개월이 지나도 피로가 남아 있다.
   Ⓔ 잠자리가 나쁘다. 그리고 아침에 잠깰 때 기분이 나쁘면 의료인 또는 운동지도사와 상담한다.

숙지사항 : 운동 실시 전 안정시 심박수가 60~70박/분이면 운동 실시
안정시 심박수가 100박/분이면 운동을 중지하고 의료인이나 운동지도사와 상담한다.

운동허가 일자

의료기관명 :
소 재 지 :
의 사 명 : (인)
운동지도사 : (인)

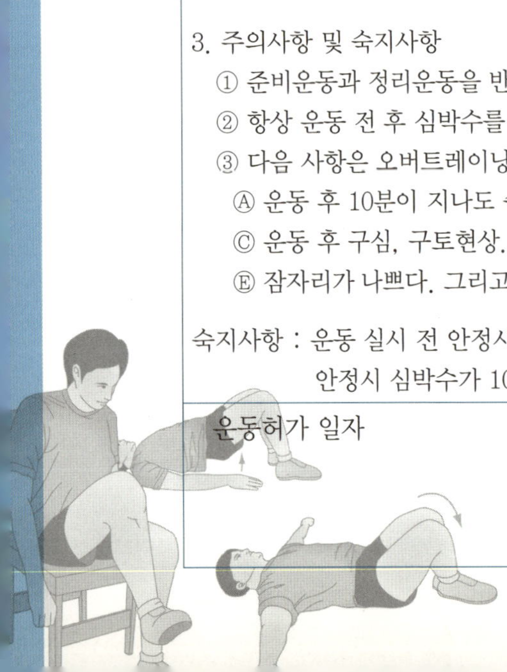

유산소적 운동을 위한 운동의 강도와 연령과의 관계를 참고로 아래 그림 3-3에서 나타내었다. 참고사항으로 그림 3-4에서 각 연령에 따른 운동의 종류, 운동의 강도, 운동의 시간, 운동의 빈도와 참고사항의 예를 나타내었다.

그림 3-3. 유산소적 운동을 위한 운동의 강도와 연령관계

연령 / 강도(%)	20~29세	30~39세	40~49세	50~59세	60~69세
80	156~153박/분	152~149박/분	148~145박/분	145~141박/분	140~137박/분
70	137~134박/분	133~130박/분	130~127박/분	127~123박/분	123~119박/분
60	117~115박/분	114~112박/분	111~109박/분	109~106박/분	105~102박/분
50	98~96박/분	95~93박/분	93~91박/분	91~88박/분	88~85박/분
40	78~75박/분	76~74박/분	74~73박/분	73~71박/분	70~68박/분

그림 3-4. 유산소적 운동처방(지도) 안 작성 시의 참고사항 (예)

<table>
<tr><th rowspan="2">연령</th><th rowspan="2">운동의 종류</th><th colspan="2">운동강도</th><th rowspan="2">운동의 시간</th><th rowspan="2">운동의 빈도</th></tr>
<tr><th>50%HR reserve</th><th>Borg스케일</th></tr>
<tr><td>20~29세</td><td rowspan="5">걷기, 속보, 체조, 스트레칭, 조깅, 자전거타기, 수영, 기타 등과 참고사항으로 운동능력평가 기준표 1~14번까지와 운동 중 에너지 소비량 참고</td><td>98~96박/분</td><td rowspan="5">11
(보통이다)
~
13
(약간무겁다)</td><td rowspan="5">안정시 심박수에서 운동 목표심박수까지 도달하는 시간이 운동 시간으로 한다.</td><td rowspan="5">최저 1주일에 1회 이상으로 3~4개월간 운동을 실시하고 의료인으로부터 재차 운동처방(지도)를 받는다.</td></tr>
<tr><td>30~39세</td><td>95~93박/분</td></tr>
<tr><td>40~49세</td><td>93~91박/분</td></tr>
<tr><td>50~59세</td><td>91~88박/분</td></tr>
<tr><td>60대 이상</td><td>88~85박/분</td></tr>
</table>

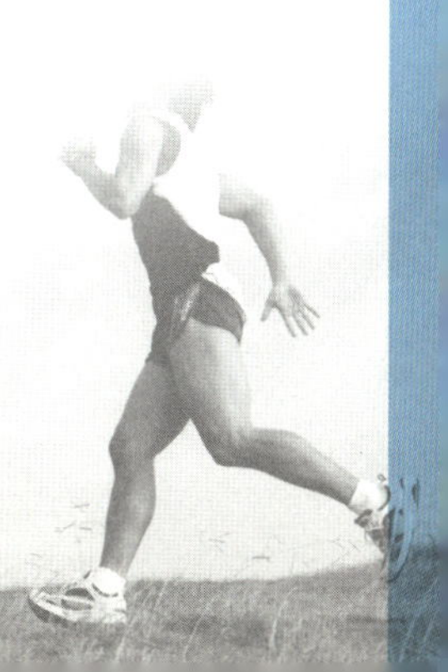

Co-medical
관계자를 위한 운동처방, 운동지도안 매뉴얼

제 4 장

질환별 운동처방(지도)안 작성

본장에서의 질환별 운동처방(지도)안 작성은 크게 두가지로 나눈다.

첫째는 정형외과적 분야와 둘째는 임상검사에 의한 심장내과혈관계 중 주로 고혈압, 당뇨병, 고지혈증, 비만, 지방간 등에 대한 분야로 나누었다.

1. 정형외과적 분야

1) 형태 전반적 운동지도안 작성상 기본적이론

정형외과적 분야에서는 다음장 p.96에서의 1과 2에서 첫째, 신체의 형태에서의 건강진단 항목과 신체가운데에 관절, 인대, 근의 유연성, 근력, 신경계 등 일상생활 중에 신체의 동작상 문제점에 관한 기본적검사에 따른 문제 가운데에 주로 무릎관계에서의 질환과 질병을 예방의학차원에서 운동분야의 예를 다음장 p.97에서 9가지의 예를 들어 기술하였다. 그리고 "무릎을 전체 움직이지 못할 때" 다음장의 p.99에서 표 4-1에서 "보조운동지도안" 작성의 예를 들어 기술하였다.

무릎강화를 위한 운동의 양에 관한 이론성과 보조운동지도안 작성시에 참고사항과 주의사항과 전반적인 주의 점과 운동지도사항 그리고 운동금기사항 등을 나타내었다. 그리고 p.101에서의 표 4-2에서는 운동지도안작성 시의 참고사항의 예와 다음장 p.102에서의 표 4-3에는 운동지도안작성시 주의점과 운동지도사항의 예를 나타내었다.

운동지도안에 따라 다음장 p.104에서의 표 4-4에서는 운동을 실시 할 때 운동지도사나 운동실시자가 운동의 효과 유무를 쉽게 이해하기 위하여 운동지도경과표 작성 예를 기술하였다.

2) 의료인에 의한 정형외과적 의학정보에 의한 운동처방(지도)안 작성법

의료인에 의한 사전검진 결과에 의해 운동지도 판정기준을 다음장 p.105에서의 표 4-5에 나타내었다. 주요내용은 질환별 요통증과 변형성관절증으로 나누어 운동실시 가부와 조건부운동실시, 운동금기사항을 나타내었다. 다음장 p.106에서의 표 4-6에서는 운동지도상 질환에 따라 유산소운동시의 주의점, 근력강화운동 시의 주의점, 전반적 주의점 및 운동지도사항을 나타내었다.

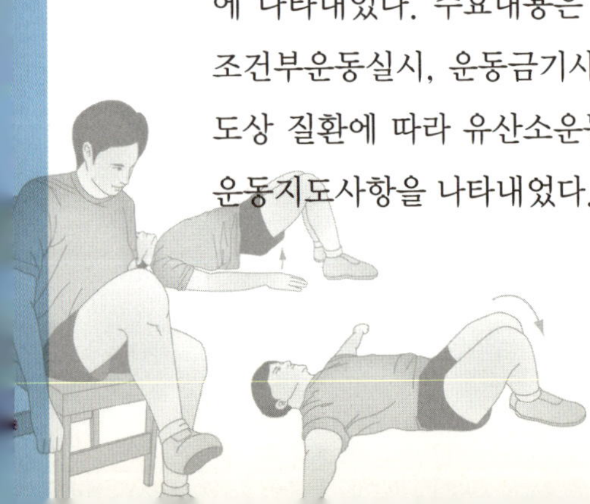

3) 요추추간판 헤르니아 운동지도안작성법 (예)

(1) 요추추간판 헤르니아 작성법에 주요내용은

① 수요자에 대한 정보 ② 질환명 ③ 투약관계 ④ 수요자의 프로필 ⑤ 요통운동관련 연구정보 예 ⑥ 음식물섭취와 운동지도 코멘트 예이다.

(2) 요부추간판 헤르니아 증상의 의료정보 (예)

요부추간판 헤르니아 증상의 의료정보 내용은 다음장 p.109에서의 표 4-7에서 요추추간판 헤르니아 증상의 의료정보에서 나타내었다. 주 내용은

① 수요자에 대한 임상진단 결과 ② 문진에서는 자각증상, 잠재성질환 유무, 가족력, 생활습관, 이학적검사결과, 심전도소견, 운동실시가부, 운동부하검사 가부와 운동부하검사의 결과, 운동지도가부 등으로 나타내었다.

(3) 요부추간판 헤르니아 증상의 운동지도안 작성법 (예)

요부추간판 헤르니아 증상에 관한 운동지도안 작성 예를 다음장 p.110에서의 표 4-8에서 요부추간판 헤르니아 증상의 운동지도안작성법 예로 나타내었다. 주요내용은 운동의 종류와 보조운동에 대한 운동의 강도, 운동의 시간, 운동의 빈도이며, 운동 실시 전 후 조정운동과 주의사항 등이며 마지막에는 운동허가일에 대한 의료인과 운동지도사의 확인 등이다.

(4) 양변형성 슬관절 증상에 의한 운동지도안 작성법 (예)

양변형성 슬관절증상에 관한 운동지도안 작성 내용에 주요내용은 다음장 p.112에서의 표 4-9서 양변형성 슬관절 증상 의료정보 예에서 나타내었다. 주요내용은 임상진단결과, 문진, 안정시 혈압 및 심전도 검사의 소견, 운동지도적응, 운동부하검사결과 운동지도가부 등이다.

양변형성 슬관절증상에 의한 운동지도안작성법에 대한 주요내용은

① 수요자에 대한 정보 ② 질환명 ③ 투약관계 ④ 수요자의 프로필 ⑤ 의학적 운동지도상 코멘트 등이다.

그리고 양변형성 슬관절 증상에 대한 의료정보 내용은 수요자의 정보, 임상진단정보, 문진에서는 자각증상, 잠재성질환의 유무, 가족력, 생활습관, 이학적 검사내용, 심전도 소

견, 운동지도적응, 운동부하검사, 운동지도가부 등이다. 양변형성 슬관절 증상에 관한 운동지도안 작성법 예를 다음장 p.113에서 표 4-10에 나타내으며 주요내용은 운동의 종류와 보조운동에 대한 운동의 강도, 운동의 시간, 운동의 빈도 등이며 운동 전 후의 조정운동과 운동 중 주의사항, 운동허가일자와 확인자인, 의료인과 운동지도사의 확인허가 등이다.

1 정형외과상 신체형태에서의 건강진단 항목 (예)

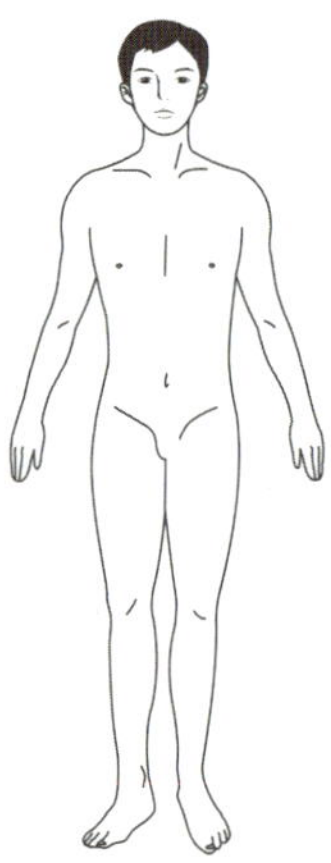

1. 얼 굴
2. 경 추
3. 어 깨
4. 상 완
5. 팔꿈치
6. 전 완
7. 손 목
8. 손가락
9. 흉 곽
10. 척 추
11. 요 추
12. 골 반
13. 대 퇴
14. 하 퇴
15. 족관절
16. 발가락

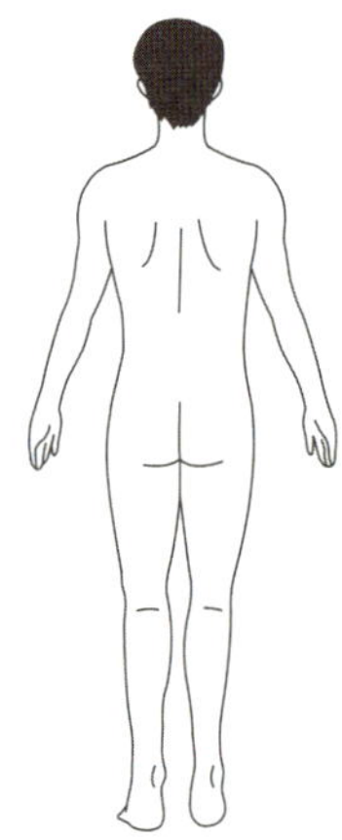

2 관절, 인대, 근의 유연성, 근력, 신경계 등 일상생활 중 신체의 동작상 문제점에 관한 기본검사

1) 관절의 안정성과 불안전성 검사 등
2) 인대(염좌) 손상의 분류
3) 관절 가동력(ROM) 검사
4) 전신관절의 유연성검사
5) 근력검사
6) 신경계의 진료
   (1) 근력의 좌우차이
   (2) 지각의 좌우차이
   (3) 건반사의 좌우차이
   (4) 운동신경계의 관찰
      ① 자세, 보행, 사지의 관찰

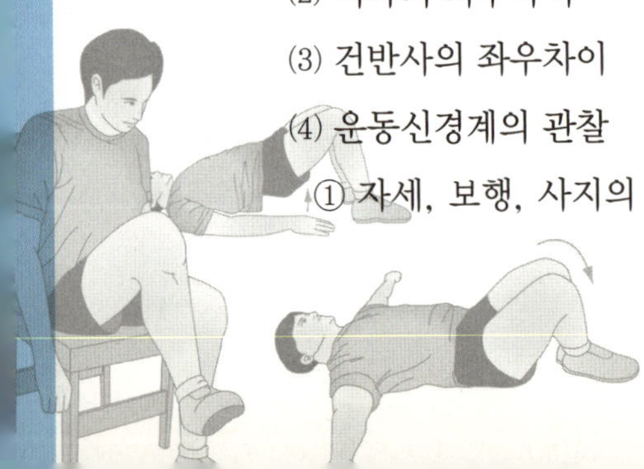

② 근육상태의 관찰(근의 위축과 불수의적인 근수축의 여부)

③ 불수의 운동의 유무(자연적으로 수족이 움직인다던가! 흔들리는가)

④ 근육의 자연적인 긴장이 있는가? 없는가?

⑤ 운동마비(수족이 완전하게 자유롭게 움직이고 있는가)의 유무 등의 검사에 의하여 문제가 있다고 판단되는 경우 정형외과나 재활의학과 전문의료인과 상담하여 의료인의 허가에 의하여 운동을 지도한다.

• 정형외과적 의료인의 건강진단을 받고 의료인 허가에 의하여 무릎에 운동장해가 있는 경우에 하나의 예로 운동지도안 작성 시 주로 사용하는 운동의 종류와 운동의 양에 대한 예는 아래 수요자에 대한 질환명부터 운동의 종류를 주로 9가지의 예로 아래와 같이 기술하였다. 그리고 보조운동지도안 작성의 예를 표 4-1에서 각 연령에 따른 운동의 종류와 운동의 양을 작성하는 예를 기술하였다.

수요자에 대한 질환명

• 성명 : 홍길동　　성별 : 남자　　연령 : 45세　　직업 : 회사원

• 투약관계 : 없음

2. 무릎운동장해자를 위한 운동의 종류(9가지 예)

1) 무릎운동장해자를 위한 운동이 종류 9가지와 운동이 양에 대한 이론성(다음장 9p참고)과 보조운동작성 시의 참고사항과 주의사항을 다음장 표 4-2에서 운동지도안 작성시의 참고사항에 표 4-3서 운동지도안 작성시 주의점과 운동지도사항의 예에서 나타내었다.

① 노인의 변형성 무릎 관절증 예방을 위한 운동지도

Ⓐ 스트레이트 레그 레이싱 (Straight Leg Raising)

Ⓑ 의자에 앉아서 Straight leg raising SLR (스트레트 레그 레이싱 등장성 운동)

Ⓒ 누워서 Straight leg raising

② 무릎연골(슬개연골)의 연화증 예방을 위한 운동지도

Ⓐ 스트레이트 레그 레이싱 (Straight Leg Raising) 〈 앉아서 Straight Leg Raising(등

장성), 앉아서 Straight Leg Raising(등척성)〉

Ⓑ 힌두 스쿼트 (Hindu-squat)

Ⓒ 레그 익스텐션 (Leg Extemsion)

③ 전십자 인대 손상 예방을 위한 운동지도

Ⓐ 엎드려서 레그컬 (Leg curl) 등척성 운동, 엎드려서 바벨을 이용한 레그컬 (Leg curl) 등장성 운동

Ⓑ 바벨을 이용한 쇼트 스쿼트 (Shut squat)

④ 무릎인대 염증(점프무릎) 예방을 위한 운동지도

Ⓐ 스트레칭 (Stretching) 서서, 앉아서 즉 상황에 따라서 선택

Ⓑ 레그 익스텐션 (Leg Extemsion)

Ⓒ 바벨을 이용한 스쿼트 (squat)

⑤ 내측 측부 인대의 손상 예방을 위한 운동지도

Ⓐ 웨이브 스쿼트 (Wave squat) 등척성 운동, 웨이브 스쿼트 (Wave squat) 등장성 운동

Ⓑ 바벨을 이용한 스쿼트 (squat)

⑥ 무릎관절(슬관절) 수종의 예방을 위한 운동지도

Ⓐ 스트레칭(서서, 앉아서 즉 상황에 따라서 선택)

Ⓑ 레그 익스텐션 (Leg Extemsion)

Ⓒ 숏트 스쿼트 (Shut squat)

Ⓓ 하프 스쿼트 (Half squat) 〈통증을 느끼지 않는 각도 범위 내에서 실시〉

⑦ 반월판 손상의 예방과 운동지도

Ⓐ 바벨을 이용한 스쿼트 (squat)

Ⓑ 엎드려서 레그컬 (Leg curl) 등척성 운동, 엎드려서 바벨을 이용한 레그컬 (Leg curl) 등장성 운동

Ⓒ 레그 익스텐션 (Leg Extemsion)

⑧ 장경인대염의 예방과 운동지도

Ⓐ 스트레칭 (Stretching)

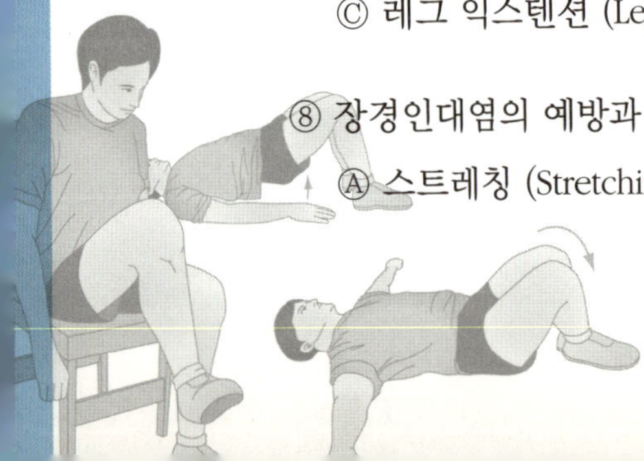

⑨ 골단의 무균성 괴사(오스굳 쉐라터, Osgood schlatter)에 대한 예방과 운동지도

Ⓐ 스트레칭(서서, 앉아서 즉 상황에 따라서 선택)

Ⓑ 스트레이트 레그 레이싱 (Straight Leg Raising) 〈 앉아서 Straight Leg Raising(등장성), 앉아서 Straight Leg Raising(등척성), 누워서 Straight Leg Raising(등척성)〉

표 4-1. 보조운동지도안 작성의 (예)

연령	운동의 종류	운동의 강도	운동의 시간	운동의 빈도
20 ~ 60세	자기체중을 이용한 보조운동 (예) 스트레칭, 근 관계 운동	최대자각적운동강도(RPE: Rating of Perceived Exertion)를 100%로 정하여 수요자에 형편에 따라서 결정한다.	운동 목적에 따른 운동 강도를 이용하여 운동 목적별로 신체활동을 시행할 수 있는 횟수 또는 세트 수에 걸리는 시간 또는 목표 심박수에 도달하여 유지하는 시간	최저 1주일에 1회이상 3~4개월

참고사항:

근 관계에서는 고혈압환자의 경우는 적극적으로 근력운동은 권하지 않으나 스트레칭이나 체조 등으로 보조운동 등을 실시한다. 이때 운동 실시 중에는 운동 중에 심박수와 혈압의 변화를 운동 전, 운동 중, 운동 후를 관찰하여 위험성이 없는 범위 내에서 보조운동을 실시하는 것을 원칙으로 한다.

3. 무릎강화를 위한 운동의 양에 대한 이론성

운동의 양이란?

① 운동의 강도 ② 운동의 시간 ③ 운동의 빈도를 말한다. 운동처방(지도)를 실시 할 때는 반드시 앞장에서 설명한 무릎에 운동의 종류9가지 중에서 한 두가지의 운동의 종류가 결정되었다고 한다면 이한두가지의 운동의 종류에 대한 운동의 양을 기재하여야 하며 또한 신체의 사정에 따라서 운동을 실시하지 못할 경우에는 위에서 나타낸 표 4-1에서의 보조운동 지도안작성의 예를 참고하여 기록하여야 한다.

1) 운동의 강도란?

운동처방(지도)에서의 운동의 강도 결정은 절대강도는 사용하지 않는다. 주로 상대강도를 이용하며 이때 근 관계에서 사용되는 최대근력 또는 자각적 운동강도를 주로 이용한다.

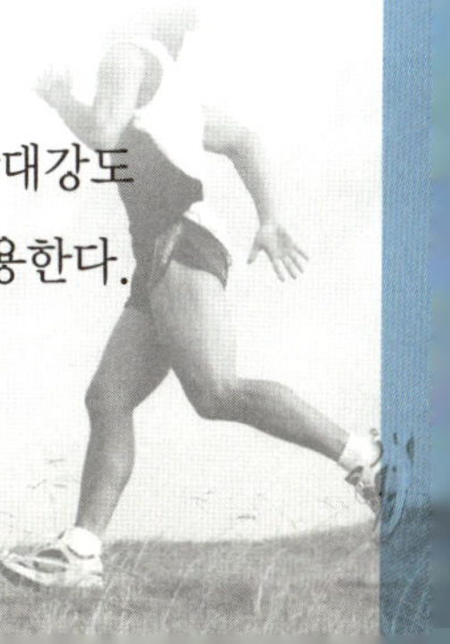

그리고 통증이 있는 경우에는 통증의 범위내에서 운동을 실시 할 수 있는 자각적 운동강도(최대반복횟수의 %)를 이용한다.

2) 운동의 시간이란?

운동의 시간은 운동의 목적에 따라서 운동의 강도가 결정되어지며 호흡순환기능에 있어서는 안정 시에서 목표 심박 수까지 도달하여 유지하는 시간을 운동시간으로 정한다. 근계통에 있어서의 운동시간은 개인의 운동 목적에 따라 상대 최대근력의 100%를 기준으로 할 때 운동실시강도를 가지고 움직이는 템포(속도) 또는 한 번에 실시하는 운동의 횟수나 세트 수 또는 운동간에 휴식시간 등을 말한다.

3) 운동의 빈도란?

운동에 빈도의 결정은 신체활동이나 운동 시 신체내에서의 신체의 자원이 소비되어 다시 신체내의 항상성을 유지하기 위한 신체자원이 다시 정상적으로 과보상되는 시간을 말한다. 보통 젊은 사람의 경우에는 24시간에서 48시간정도 이기 때문에 20~30세 정도는 매일 운동을 실시하는 것을 100%라고 할 때 최저 1주일에 1회 이상으로 정하나 연령과 체력에 따라서 다르기 때문에 60대에서는 1주일에 1번 정도, 50대는 2번 정도, 40대는 3번 정도, 30대는 4번 정도, 20~30대 이하는 매일같이 운동을 실시하는 것을 운동의 빈도라고 말한다.

매일 운동하는 것을 100%로 할 경우에 보통 2~3일에 한번정도 신체활동이나 운동을 실시하면 80%효과, 1주일에 1회 정도 실시하면 50% 효과 2주일에 1회 정도 운동을 실시하면 운동의 효과가 0에 가까우므로 1주일에 한번 이상을 운동의 빈도로 정한다. 운동의 기간은 3~4개월 정도이며 운동기간이 경과하면 운동처방(지도) 시스템에 의거 재차 의료인에 건강검진부터 다시 반복한다.

4) 보조운동처방(지도)안 작성시에 및 참고사항과 주의 사항에 대한 내용

오늘날 현대의학에서는 절대적 안정보다는 신체활동이나 운동을 실시하면 질병의 예방과 치료에 유익하기 때문에 보조운동을 첨가하는 경우가 많다. 이때 운동 시에는 운동실시자에게 운동에 관한 "주의사항"에 관한 내용을 운동처방(지도)안에 반드시 기록하여야 한다. 보조운동은 주로 스트레칭이나 체조 등으로 운동을 실시한다. 이때 운동의 강도는 자각적인 운동 강도를 이용한다. 자각적 운동강도를 이용할 시에는 참고사항으로 가벼운 운

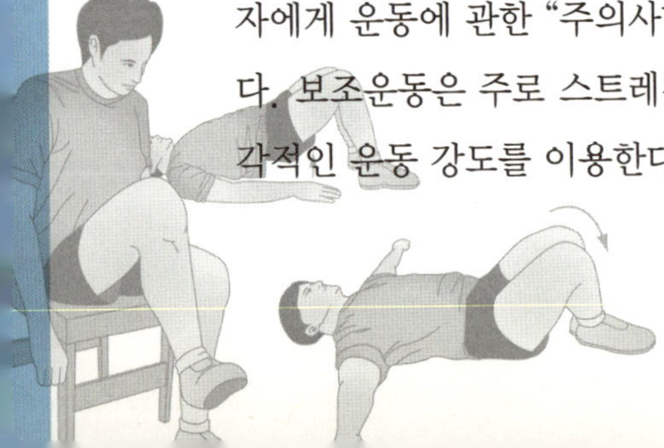

동강도로서 주로 무리 없이 신체활동을 할 수 있는 요통체조, 골다공증체조, 전도예방체조, 고관절체조, 건강증진체조 등을 참고로 이용한다. 이때에는 다음과 같은 운동처방(지도)안을 작성하여 실시한다.

표 4-2. 운동지도안 작성시의 참고사항 (예)

연령	운동의 종류		운동의 강도	운동의 시간	운동의 빈도
20 ~ 60세	스트레칭 및 체조	신체활동이나 운동기구 등으로 개발된 운동기구나 그 밖의 장비 기구에 명칭을 사용한다. 자기체중을 이용한 보조운동으로 스트레칭 및 체조	자기신체를 이용해서 최대로 반복할 수 있는 횟수를 100%로 하여 보통 60~80%정도 또는 그 이하로 정한다.	본인이 자기신체를 이용하여 최대운동강도와 최대하 운동강도를 정하여 목표운동강도에 도달할 수 있는 시간이나 횟수 등을 말한다. 예를 들면 심박수 또는 최대의 반복횟수에 도달한 시간	1주일에 1회 이상 기간은 3~4개월 정도

(1) 운동지도안 작성 시의 참고사항 (예)

① 운동지도안 작성 시의 참고사항(예)를 위 표 4-2에 나타내었다. 운동의 종류 중 스트레칭운동 실시 할 때에는 스트레칭을 실시하는 목적과 운동의 방법을 숙지시킨다. 특히 스트레칭의 실시목적과 방법은 스트레칭을 실시시키는 근의 부위, 스트레칭을 실시하는 부위에 의식을 집중시킨다던가 스트레칭의 방법은 안락한 신전과 발전적인 신전을 시키는 의미를 이해한다. 스트레칭을 실시하는 각 과정의 근 신전에 관한 시간관계, 스트레칭을 실시하고 있는 부위에 신경을 집중시키면서 정확한 동작으로 스트레칭을 실시하는가 그리고 최종적으로 스트레칭을 실시하는 전체의 시간 등과 환경온도, 운동중의 심박수 등을 주지시킨다.

(2) 주의사항

① 순환기질환을 갖고있는 고혈압 환자 등은 말초의 근에 저항을 받는 등척성운동 등은 되도록 피하도록 주의시킨다.

② 고혈압 환자 등 고위험군에 대해서는 복약관계에 따른 심박수와 혈압변화를 항상 주의시키면서 위험성이 없는 범위내에서 운동을 할 수 있도록 주의 시킨다.

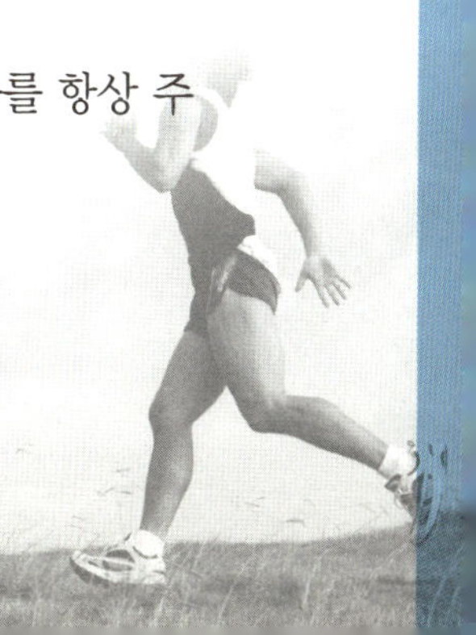

(3) 운동처방(지도)시에 주의사항 및 지도사항 작성 참고의 예

운동처방(지도)안 작성시에는 운동을 지도받고자 하는 사람들에게 안전하게 운동을 실시하여 운동의 효과를 높이기 위해서는 정형외과적 질환에 따른 운동에 필요한 주의사항과 운동지도사항에 대한 운동지도안 작성 정형외과 질환에 따른 운동시의 주의점과 근력강화 운동시, 전반적 운동시의 주의점과 운동지도사항을 다음장 표 4-3에 나타내었다.

표 4-3. 운동지도안 작성 시 주의점과 운동지도사항의 예

정형외과적 질환 (예)	유산소적 운동시의 주의점	근력강화 운동시의 주의점	전반적 운동시의 주의점과 운동지도사항
요통증 • 추간판증 • 추간판헤르니아 • 변형성척추증 등	• 급격한 동작 등은 피해야한다. • 필요에 따라서는 허리띠 등도 착용시킨다. • 내과적 합병증에 주의시킨다.	• 복근, 등근, 하체 등 운동을 시킬 때 되도록 누워서 운동을 할 수 있도록 한다. • 상체를 돌리는 동작 전후 또는 상체를 굽히는 동작 등은 피한다.	• 요통신경증상의 발현과 증악에 주의 • 요추 L1, L2에 문제는 상체회전 L4, L5번은 상체의 전후굴에 문제가 있으므로 주의
변형성관절증 • 고관절 • 슬관절 • 족관절	• 환부에 하중이 미치지 않는 운동을 선택, 운동을 중지하지 않고 계속해서 걷기 운동등을 실시할 경우는 경사진 도로와 먼거리 등은 피해야 한다. • 필요에 따라서 운동화, 발목 족저판등의 기구 등도 이용 • 내과적 합병증에 주의한다.	• 환부의 하중이 집중되는 운동은 피한다. • 슬개대퇴관절에 관절증상의 변화가 있는 경우는 무릎의 신전을 반복할 수 있는 동작은 피한다.	• 동통, 부종등의 관절 증상의 발현과 증악에 주의
근유착증 • 오십견 및 견비통		• 등척성운동으로부터 시작하여 등장성 운동을 시킨다. • 너무지나친 중량을 이용하는 것은 피한다.	• 관절충돌 등으로 인한 통증예방을 위하여 스트레칭 등을 운동 전후에 반드시 실시한다.

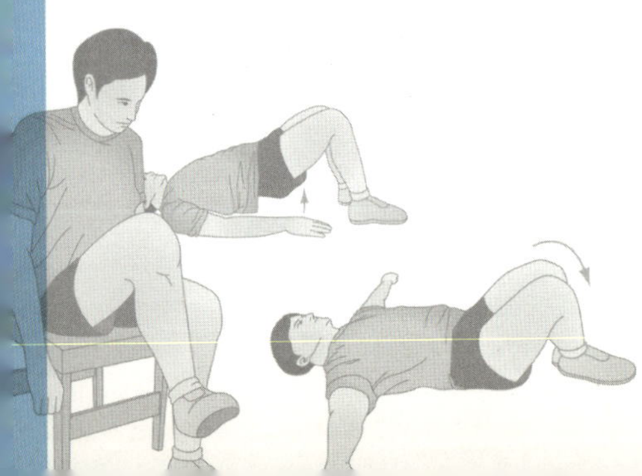

4. 운동처방(지도)안 작성 시 일반적 주의사항과 금지사항

1) 운동처방(지도)안 작성 시 일반적 주의사항

- 표 4-3에서 정형외과 분야에서의 운동지도안작성시 주의점과 운동지도사항에 관한 예를 나타내었다. 다음장 p.114에서는 심장, 내과, 혈관을 설명하였다. 고혈압, 당뇨병, 고지혈증, 지방간, 당뇨병, 비만등에 대한 조건부운동지도, 금기사항, 참고사항 등은 다음장(p.114)에서 설명한다.
- 운동지도안작성시에 일반적 주의사항과 금지사항은
  운동 실시 전에 운동지도사는 운동실시자에 대한 건강상태를 먼저 확인 한 후에(안정시 심박수가 60~70박정도면 운동을 실시한다. 안정시의 심박수가 80박정도면 주의, 100박정도면 당일 운동을 금지하게 하고 의료인의 지시에 따른다) 또는 운동실시 전에 발열, 설사, 수면부족, 심한 피로감등이 있으면 주의 또는 운동을 금지하게 한다.
- 준비운동은 반드시 5분~12분정도 실시하여 피부온도가 2도 상승목표 또는 최대심박수가 50% 정도 상승한다. 단지 이마나 등 부위에서 땀이 약간 흐르는 정도가 되면 본운동에 들어간다.
- 운동 실시 중에 항상 자각적운동강도를 참고하면서 운동을 실시하게 한다.
- 정형외과적 측면에서 하지의 골과 관절질환(변형성슬관절증등)이 있으면 되도록이면 하중이 관절에 미치지 않는 수영장 등을 이용한다. 또한 척추질환(경부척수증, 경부, 요부척추관협착증 또는 주간판헤르니아등)이 있으년 사전에 정형외과 전문의사와 항상 상담하면서 운동지도안을 작성하여 운동을 실시하게 한다.

(1) 운동처방(지도)안 작성 시 운동금지사항

- 운동 실시 전 사우나를 실시한다던가 지나친 체중감량 시에 수분의 과잉배출로 인한 신체상태에서는 원칙적으로 운동을 금지시킨다. 이러한 경우에는 의료인과 상담 한 후 조건부로 운동을 실시하게 한다.
- 급성기질환이 있는 경우에는 원칙적으로 운동을 금지시킨다. 때에 따라서는 의료인과 상담 한 후 가벼운 스트레칭이나 체조 등으로 조건부운동을 실시하게 한다.

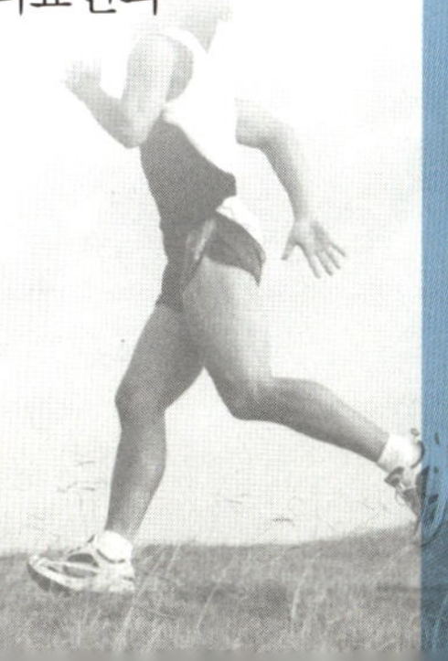

(2) 운동처방(지도)에 따른 경과표 작성 (표 4-4 참고)

- 운동 실시 전에 현 상태와 운동 실시 3~4개월 후의 결과를 알아 볼 수 있도록 운동실시 경과표를 작성은 다음장 ①에서 운동전, 운동중, 운동후의 운동지도 다음장 p.104에서의 경과작성표 예 표 4-4에서 운동지도에 따른 신체의 변화경과표 작성 예를 참고한다.
- 운동 실시 기간 3~4개월 후에는 반드시 의료인으로 하여금 정기적인 건강진단을 받도록 한다. 그리고 새로운 변경 사항이 발생하는 경우에 있어서는 운동처방(지도)안을 재작성하여 운동을 실시하게 한다.

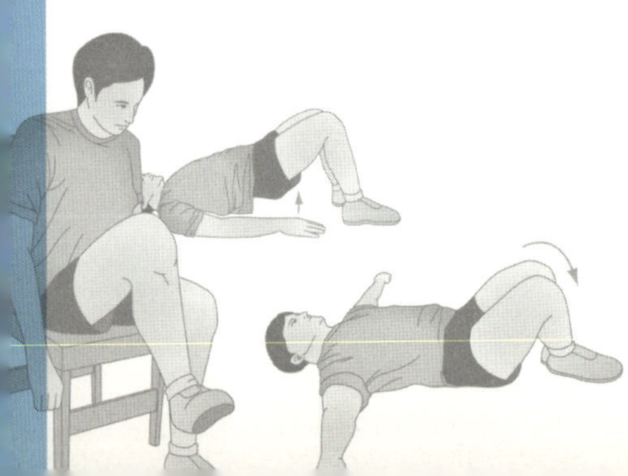

1. 운동지도 경과작성표 (예)

성명 : 성별 : 연령 : 직업 :

① 운동 전 ② 운동 중 ③ 운동 후 자신의 신체자각증상체크

Ⓐ 운동 전 :
- 안정시의 심박수와 혈압
- 지금 하고자 하는 운동에 대하여 의욕이 있다. 없다.
- 스케줄에 따라서 어쩔 수 없이 운동을 실시한다.
- 흉통 또는 천식이 있다. 없다.
- 두통 또는 어지러움이 있다. 없다.
- 요통, 관절통이 있다. 없다.
- 컨디션 상태가 좋은 가 나쁜 가.
- 감염증상이 있다. 없다.
- 피로감이 있다. 없다.
- 숙취증상이 있다. 없다.

Ⓑ 운동 중 :
- 자각적증상을 체크한다.
- 자각적증상 가운데에 운동중 보통이다. 또는 약간 어렵다. 또는 많이 어렵다.
- 운동 중에 심박수 체크
- 운동중 에 운동을 중지 할 경우 왜 중지 했는가를 기록하면서 당시에 심박수와 운동중지까지에 시간과 이유를 기록한다.

Ⓒ 운동 후 :
- 운동 후 기분이 상쾌하다. 또는 약간 피로하다. 너무 피로하다.
- 운동 후 안정시까지 심박수 회복상태를 시간별로 체크한다.
- 하루 운동량에 대한 평가(목표 달성했다. 못했다. 못한 경우는 왜 못했는가를 기록한다.)
- 운동 후 심박수와 혈압 등의 변화를 기록한다.

표 4-4. 운동지도 경과작성표 (예)

운동실시 날짜 (년월일)	안정시 심박수 (HR rest)	혈압 (mmHg)	운동의 종류와 양 (강도, 시간, 빈도)	운동종료시 심박수 (HR)	운동종료시의 자각증상 (RPE)	총운동실시 시간	비고

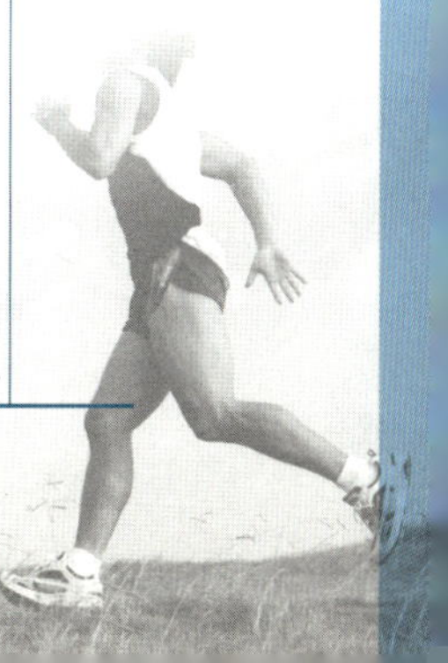

5. 정형외과적 의학정보에 의한 운동처방(지도)안 작성기본

정형외과적 의학정보에 의한 운동지도안작성시에는 주로 첫째, 요추추간판헤르니아 둘째, 양변형성 슬관절증 등 기타(요통증: 추간판증, 추간판헤르니아, 변형성척추증과 변형성관절증: 고관절, 슬관절, 족관절)에 관한 운동지도안작성시에는 요통증과 변형성관절증에 대한 운동실시판정기준을 표 4-5에 나타내었다. 운동지도상의 주의점은 다음장 표 4-6에서 정형외과적질환에 따른 운동지도상의 주의점에 나타내었다.

표 4-5. **정형외과적 질환에 대한 운동처방(지도) 판정기준**

질환명	운동실시	조건부운동실시	운동금기
요통증 ① 추간판증 ② 추간판헤르니아 ③ 변형성척추증 등	• 요추가동성이 양호한 경우 • 하지(신경)증상이 없다 • 일상생활동작에서 통증이 나타나지 않는 경우	• 요추가동역 제한이 있다 • 요부에 약간의 통증이 있다 • 하지에 통증과 저림등의 신경증상이 있다. 이러한 경우에는 환부의 부하가 적은 누운자세에서의 신체활동이나 관절운동 등을 실시한다. 주로 가볍게 걷기나 수중운동 등을 실시하면서 주의를 요함	• 요통급성기, 혹은 급성증악기 • 신경학적 이상 소견이 나타나는 경우
변형성관절증 ① 고관절 ② 슬관절 ③ 족관절	• 관절가동성이 양호한 경우 • 부종(수종)이 없다. • 일상생활동작에서 통증이 나타나지 않는 경우	• 관절가동역 제한이 있다. • 관절에 약간의 통증이 있다. • 관절부종(수종)이 있다. • X선 검사에서 고도의 관절 파괴가 있다 이러한 경우에는 환부의 부하가 적은 누운자세에서의 신체활동이나 관절운동 등을 실시하며 주로 가볍게 걷기나 수중운동등을 실시하면서 주의를 요함	• 관절에 급성염증이 있다. • 관절에 강한 통증이 있다.

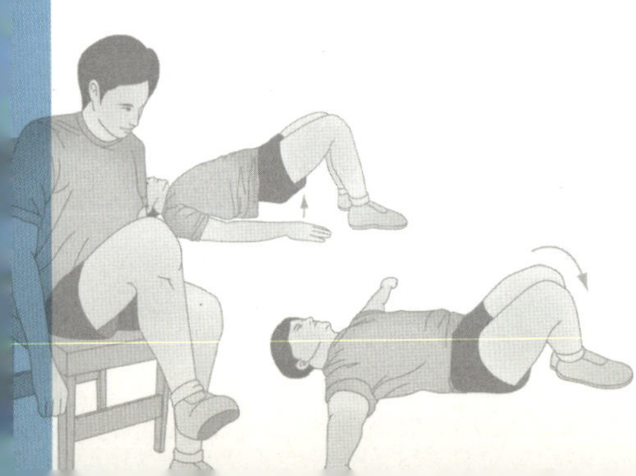

표 4-6. 정형외과 질환에 따른 운동지도상의 주의점

질환명	유산소운동의 주의점	근력강화운동의 주의점	전반적 주의점 및 운동지도 사항
요통증 ① 추간판증 ② 추간판헤르니아 ③ 변형성척추증등	• 급격한동작을 피한다. • 필요에 따라서 코르셋 등을 이용한다. • 내과적 합병증에 주의한다.	• 상체를 비튼다던가 상체를 전후로 굴곡, 신전시키면서 반복되는 운동은 되도록 피한다. • 계속 반복되는 운동은 피한다.	• 요통, 신경증상의 발현, 증악에 주의
변형성관절증 ① 고관절 ② 슬관절 ③ 족관절	• 환부의 하중이 적은 것을 선택한다. 운동을 중지하지 않고 계속 걷는 운동 등을 행하는 경우에는 굴곡된 도로나 먼 거리등은 피한다. • 필요에 따라서 보조기구, 운동화, 무릎, 족저판 등을 이용한다. • 내과적 합병증에 주의한다.	• 환부의 하중이 집중되는 동작은 피한다. • 슬개대퇴관절에 관절증상에 변화가 있는 경우에는 무릎신전운동을 반복하는 것은 피한다.	• 동통, 부종 등 관절증상의 발현과 질환에 대한 증악에 주의

6. 요추 추간판헤르니아 증상에 따른 운동지도안 작성안(예)

1) 요부추간판헤르니아(L1~L2=회전관계, L4~L5=상체 굴곡, 신전관계)에 관한 운동처방(지도)안 작성안의 (예)는 다음과 같다.

① 수요자에 대한 정보

성명 : ○○○ 연령(40세), 성별(남자), 직업(회사원)

② 질환명 : 요부추간판헤르니아

③ 투약관계 : 없다.

④ 수요자의 프로필

• 자각증상 : 요통 및 오른쪽 하지통증

• 타각적소견 : 요추가동력 제한, 라세그검사에서 양성, 오른쪽 모지신전근력 저하,

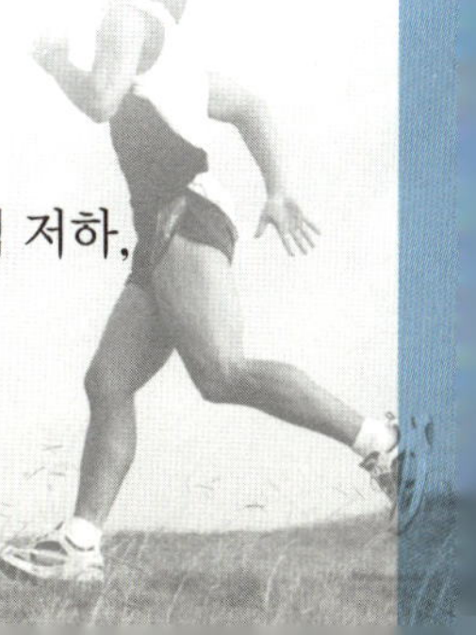

오른쪽 족배부의 지각 이상

- 치료방법 : 급성기는 안정, 투약, 코르셋, 견인요법을 행한다.
- 1주간 후부터 체조(Williams flexion exercise 및 Stretching exercise)나 스트레칭 운동을 처방
- 1개월 후부터는 라세그검사에서 음성이 되었기 때문에 수영운동첨가

⑤ 의학적 운동지도에 대한 요통운동 연구정보의 예

- 그동안 나치손(Nachemson. 1976)의 연구에 의해 신체의 자세와 척추에 미치는 부하가 요부추간판내부의 변화에 관한 연구에서 서 있을 때 추간판 내압을 100%로 했을 때 누워있을 때의 내압은 여러자세중 가장 낮은 35%로 연구결과에 의하여 요추추간판손상에 의한 요통환자들에 운동기구를 개발되었다(특허출헌번호 10-2008-0112357에 의거). 최근 개발된 기구를 이용하여 요추추간판환자들에 적용 시킨결과 다음과 같은 효과를 얻었다.

㉮ 신체기능의 효과

각신전력과 배근력이 향상되었다. 배근력의 향상은 요부의 추간판과 추간판사이의 간격을 인장(Tension)을 시키는 힘으로 작용되어 추간판내의 압력을 감소시켜 손상된 섬유륜 사이로 수핵이 탈출(Hernia)되는 것 을 예방하고 손상된 추간판 회복에 유익한 효과다.

㉯ 요부의 표층근과 심층근의 운동효과

복부의 장요 근의 강화되었다. 이 결과는 추간판의 섬유륜이 파열되어 수핵이 후방으로 탈출되어 추체의 후방에 있는 인대가 신장되면서 감각수용기가 자극되어 요통을 일으키는 것을 예방하며 척추관 으로 수핵이 탈출 되는 것을 예방할 수 있는 운동의 효과다.

㉰ 운동 전 후 통증 강도 변화에 대한 효과는 운동이 복부의 장요근에 작용하는 힘과의 관계를 운동역학적 으로 분석 할 때 분력(Component of force)은 운동부하가 요추의 추간판에 작용하는 힘이 45도 정도가 가장 많은 합력(Resultan of force)이 발생되고 요추를 전방으로 당기는 힘인 분력이 요추의 추간판에 작용하는 힘이 되어 추간판의 간격을 늘리고 요추의 심층근인 회선근등에 작용하여 요추간판 손상에 의한 요통을 개선하는 효과(성동진: 한국운동지도학회 논문집

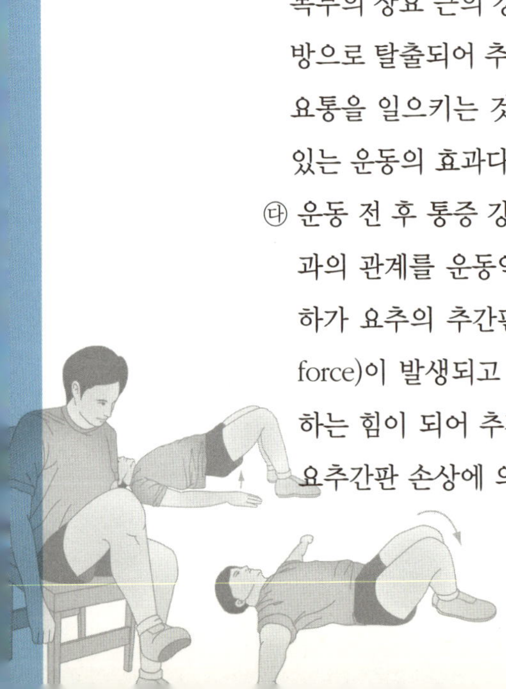

2008 3. P40~56)

이상의 결과에서 요추추간판헤르니아증과 요통에 관한 운동지도의 이론성에 의거 누워서 하지의 관절운동을 시키는 결과에 의해서 예방과 치료가 가능하다고 사료됨.

⑥ 음식물섭취와 운동지도 코멘트 (예)

- 육류, 생선류, 가공식품 등은 주로 인이 많이 들어 있는 산성식품이므로 뼈를 약하게 한다. 뼈의 주성분은 주로 인산칼슘과 무기질이기 때문에 칼슘성분이 많은 알칼리성식품을 섭취하게 한다.
- 발육발달에서 초, 중, 고 학생의 경우에는 고단백질, 고지방식, 가공식품등 칼로리가 많은 산성식품 등의 영양소를 섭취하면서 일상생활에서 신체활동과 운동부족에서 에너지 소비량이 부족하고, 산성식품의 과잉으로 뼈의 치밀도가 완성되기 전에 근육량과 지방량이 많아져 추간판에 압력을 가하여 요통을 일으키는 경우가 있기 때문에 체중을 줄이는 식사지도와 신체활동이나 운동으로 에너지를 소비시키는 균형있는 운동지도가 필요함.

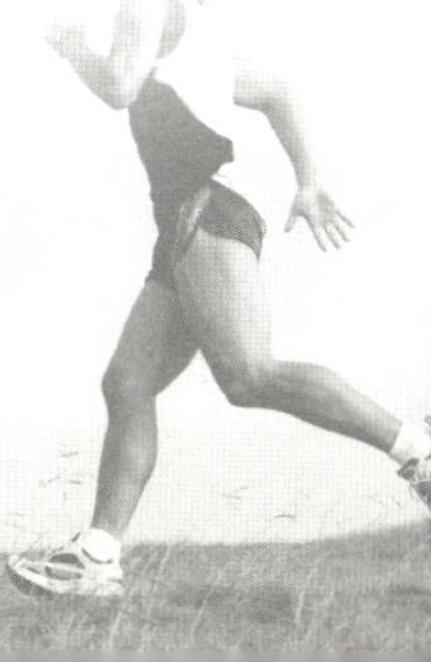

표 4-7. 요부추간판헤르니아증상의 의료정보 (예)

<table>
<tr><td colspan="5">성명 : 주민등록번호 : 연령 : 40세 성별 : 남자</td></tr>
<tr><td colspan="5">임상진단 : 요부추간판헤르니아</td></tr>
<tr><td rowspan="4">문진</td><td>자각증상</td><td>흉통, 동기, 천식, 어지러움, 실신
기타(요통,오른쪽 하지통)증상이
있음 : (요통, 오른쪽 하지통증이 있다)
없음</td><td>운동지도적응</td><td>운동실시
조건부실시
운동금기</td></tr>
<tr><td>잠재성질환</td><td>심질환, 정형외과적질환, 기타질환이
있음 : ( )
없음</td><td>운동부하검사</td><td>필요
필요없음</td></tr>
<tr><td>가족력</td><td>심근경색, 돌연사, 기타증상이
있음 : ( )
없음</td><td rowspan="3">운동부하검사
결과</td><td rowspan="3">최대심박수도달
/ 분
부하시최대혈압
/ mmHg
양성
한계범위
음성</td></tr>
<tr><td>생활습관</td><td>문제점 :
없음</td></tr>
<tr><td colspan="2">안정시혈압
안정시심박수</td><td>120/90 mmHg
60/분</td></tr>
<tr><td colspan="2">안정시심전도소견</td><td>심근경색, ST, T파이상, 심실성
부정맥, 기타증상이
있음 : ( )
없음</td><td>운동지도가부</td><td>운동실시
주의해서 실시
운동불가</td></tr>
</table>

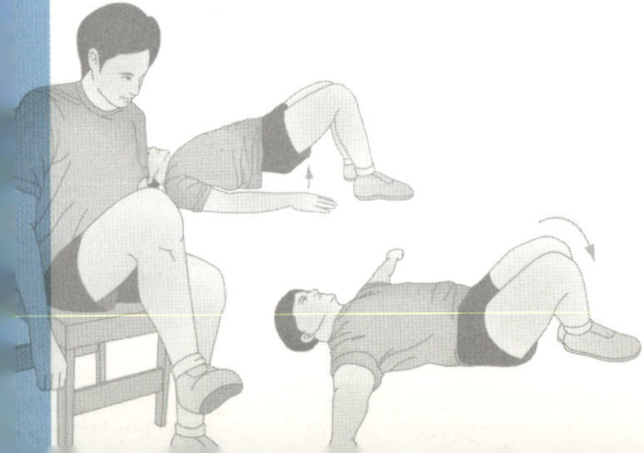

표 4-8. 요부추간판헤르니아증상의 운동지도안 작성안 (예)

	운동의 종류	운동강도	운동시간	운동의 빈도
유산소적운동	보 행 조 깅 수중보행 자전거에르고미터 기타 (수영)	목표 심박수(박/분) 105박 110박 115박 120박 125박 130박 자각적운동강도 Borg 11정도. Borg 13정도	10분정도 20분정도 30분정도 40분정도 50분정도 60분정도 6000보정도 8000보정도 10000보정도 12000보정도	1회정도 /주 2회정도 /주 3회정도 /주 4회정도 /주 5~7회정도 /주
보조적운동	운동의 종류	운동강도	운동시간	운동의 빈도
	체 조 자기체중을 이용한 보조운동 운동기구사용 기 타	30~40회 반복할 수 있는 강도 20~30회 반복할 수 있는 강도 10~20회 반복할 수 있는 강도	5분정도 10분정도 15분정도 20분정도	1회정도 /주 2회정도 /주 3회정도 /주 4회정도 /주 5~7회정도 /주
	보조운동 전 후 조정운동의 예 : 스트레칭을 운동 전 후 또는 체조 등을 실시한다.			
주의사항	• 요부의 비틀기 전 후 굽혔다 폈다 반복과 급격한 동작은 피한다. • 누워서 무릎관절운동 등을 실시할 때는 준비운동 중 스트레칭 운동을 충분히 실시하여 근육통 등을 예방할 수 있도록 한다. • 스트레칭운동의 정확한 방법을 숙지시킨다. • 항상 의료인과 운동지도사와 정기적인 상담을 권장한다. • 운동전 · 후 안정시 심박수 측정을 습관화 시킨다.			
운동허가 일자		의료기관명 : 소 재 지 : 의 사 명 : (인) 운동지도사 : (인)		

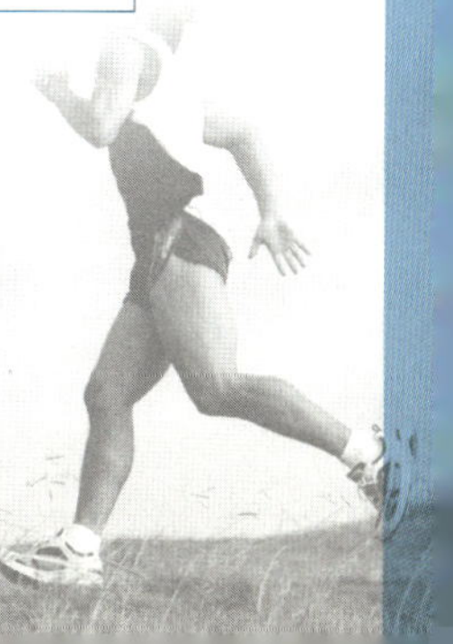

7. 양변형성슬관절증상에 의한 운동지도안 작성안(예)

1) 양변형성슬관절증상에 관한 운동지도 작성안의 내용(예)은 다음과 같다.

① 수요자에 대한 정보

성명 : ○○○ 연령(60세), 성별(여자), 직업(주부)

② 질환명 : 양변형성슬관증

③ 투약관계 : 없다.

④ 수요자의 프로필

- 자각증상 : 양슬관절(내측) 통증
- 타각적소견 : 양슬관절의 부종, 내측 압통, 관절 가동력의 감소, X-ray검사에서 내측관절부위 문제, 골극형성
- 치료방법 : 투약, 온열요법, 운동요법(관절가동력 회복, 내측광근강화, 하지의 근의 스트레칭, 외판형 족저판(Outer Wedge Shoe insert)의 사용권고
- 통증경감을 위하여 수중운동지도나 누워서 실시하는 관절운동 등 지도

⑤ 의학적 운동지도상 코멘트

- 슬관절 주변근인 내측광근 약하여 근력강화를 위한 운동지도
- 근 위축의 예방 이외에 관절연골의 탄력성 유지, 가동영역의 유지, 개선 등이 기대된다. 그러나 적절한 운동을 하지 않으면 역으로 관절증상이 악화되므로 주의하지 않으면 안된다.
- 환자의 상태에 따라서 운동의 강도, 시간, 빈도 이외에 무릎 족저판등에 필요한 보조기구를 사용할 것을 권장한다.

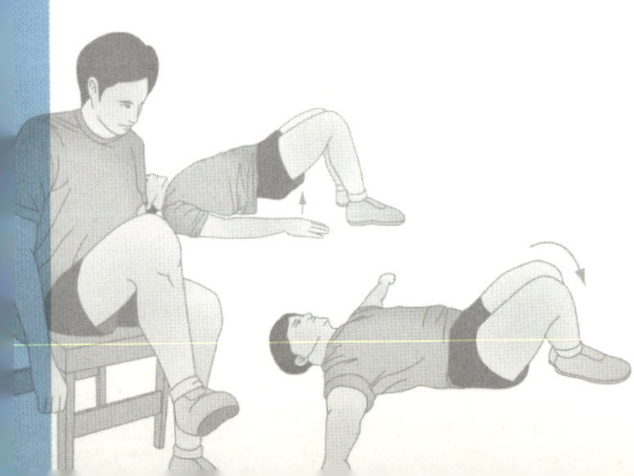

표 4-9. 양변형성슬관절증상 의료정보 (예)

<table>
<tr><td colspan="3">성명 : 주민등록번호 :</td><td colspan="2">연령 : 40세 성별 : 남자</td></tr>
<tr><td colspan="5">임상진단 : 양변형성슬관절증</td></tr>
<tr><td rowspan="4">문진</td><td>자각증상</td><td>흉통, 동기, 천식, 어지러움, 실신
기타증상이
있음 : (양슬관절 통증이 있다)
없음</td><td>운동지도적응</td><td>운동실시
조건부실시
운동금기</td></tr>
<tr><td>잠재성질환</td><td>심질환, 정형외과적질환, 기타질환이
있음 : ( )
없음</td><td>운동부하검사</td><td>필요
필요없음</td></tr>
<tr><td>가족력</td><td>심근경색, 돌연사, 기타증상이
있음 : ( )
없음</td><td rowspan="3">운동부하검사
결과</td><td rowspan="3">최대심박수도달
/ 분
부하시최대혈압
/ mmHg
양성
한계범위
음성</td></tr>
<tr><td>생활습관</td><td>문제점 : 운동습관이 없다
없음</td></tr>
<tr><td colspan="2">안정시혈압
안정시심박수</td><td>120/90 mmHg
60/분</td></tr>
<tr><td colspan="2">안정시심전도검사
의 소견</td><td>심근경색, ST, T파이상, 심실성
부정맥, 기타증상이
있음 : ( )
없음</td><td>운동지도가부</td><td>운동실시
주의해서 실시
운동불가</td></tr>
</table>

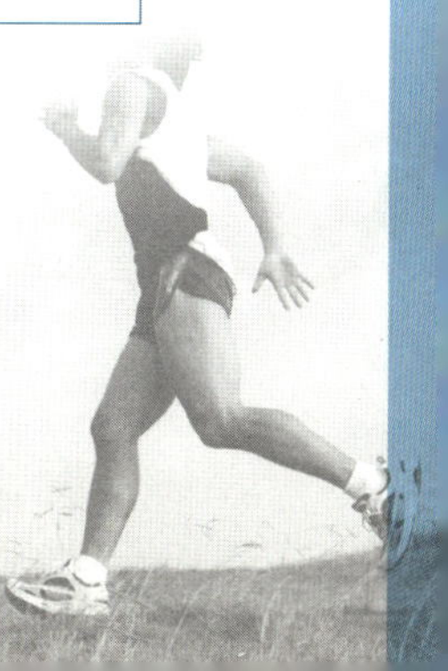

표 4–10. 양변형성슬관절증상 운동지도안 작성안 (예)

<table>
<tr><td rowspan="2">유산소적운동</td><td>운동의 종류</td><td>운동강도</td><td>운동시간</td><td>운동의 빈도</td></tr>
<tr><td>보 행
조 깅
수중보행
자전거에르고미터
기타 (수영)</td><td>목표 심박수(박/분)
105박 **110박** 115박
120박 125박 130박
자각적운동강도
Borg **11정도**
Borg **13정도**</td><td>10분정도 **20분정도**
30분정도 40분정도
50분정도 60분정도
6000보정도 8000보정도
10000보정도 12000보정도</td><td>1회정도 /주
2회정도 /주
3회정도 /주
4회정도 /주
5~7회정도 /주</td></tr>
<tr><td rowspan="3">보조적운동</td><td>운동의 종류</td><td>운동강도</td><td>운동시간</td><td>운동의 빈도</td></tr>
<tr><td>체 조
자기체중을 이용한 보조운동
운동기구사용
기 타</td><td>30~40회 반복할 수 있는 강도
20~30회 반복할 수 있는 강도
10~20회 반복할 수 있는 강도</td><td>5분정도
10분정도
15분정도
20분정도</td><td>1회정도 /주
2회정도 /주
3회정도 /주
4회정도 /주
5~7회정도 /주</td></tr>
<tr><td colspan="4">운동 전 후 조정운동 : 스트레칭을 운동 전 후 또는 체조 등을 실시한다.</td></tr>
<tr><td colspan="5">운동 중 주의사항 • 슬관절에 하중이 되도록 적게 할 수 있는 누워서 실시하는 운동이나 수중운동.
• 통증을 일으키는 동작은 일단 중지하고 운동지도사와 상담
• 스트레칭에 정확한 방법을 숙지시킨다.
• 증상이 악화되지 않도록 항상 주의하고 의료인과 운동지도사와 항상 상담할 수 있도록 권장한다.
• 운동의 시간은 안정시에서 목표심박수까지 도달하여 유지되는 시간으로 한다.
• 운동의 강도는 자기체중을 이용하여 최대로 반복할 수 있는 횟수를 100%로 정한다.
• 운동실시 전 · 후 안정시 심박수 측정을 습관화한다.</td></tr>
<tr><td colspan="5">운동허가 일자 의료기관명 :
소 재 지 :
의 사 명 : (인)
운동지도사 : (인)</td></tr>
</table>

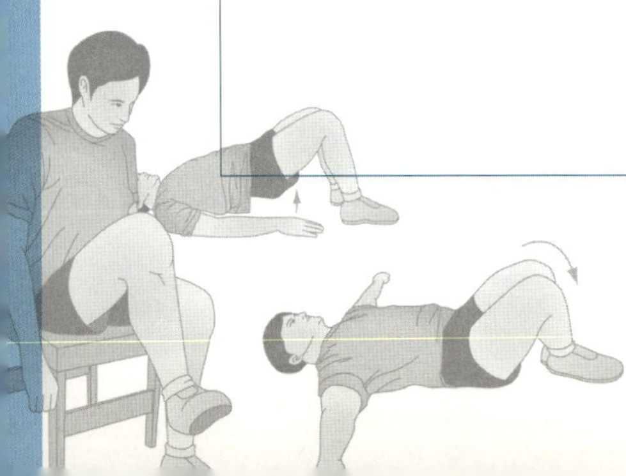

8. 임상검사에 의한 심장내과 혈관계 운동지도안 작성 시 기본 (고혈압, 당뇨병, 고지혈증, 비만, 지방간)

- 임상병리사에 의한 임상검사의 항목의 예를 총14항목에 대하여 다음장 p.116~118에서 그림 4-11~13에 나타내었다. 그리고 의료인에 의한 종합건강진단 검사항목의 예를 다음장 p.119~120에서 총13항목에 관한 내용을 그림 4-14~15에 나타내었다.

- 심장내과 혈관계증, 고혈압, 당뇨병, 고지혈증, 비만, 지방간 등에 대한 운동지도 실시 가부와 조건부운동지도, 금기 사항 및 참고사항을 다음장 p.121에서 그림 4-16에 나타내었다. 그리고 운동지도안 작성 시 주의점에 관한 내용의 예를 다음장 p.122에 그림 4-17에 나타내었다.

- 질환별 운동지도안 작성 내용의 예
  - 고혈압, 당뇨병에 대한 운동지도안 작성 내용은
    ① 수요자에 관한 질 환명 ② 수요자의 프로필 ③ 의학적 코멘트 ④ 음식물 섭취상 코멘트 ⑤ 운동지도상의 코멘트 ⑥ 운동효과에 대한 경과표 작성
  - 당뇨병과 비만운동지도안 작성내용의 예
  - 고지혈증과 비만운동지도안 작성내용의 예
  - 고혈압(복약중), 당뇨병, 고지혈증, 비만운동지도안 작성내용의 예도 위에서 기술한 내용과 비슷하다.

1) 고혈압, 당뇨병의 의료정보 등에 관한 내용을 다음장 p.128에서 그림 4-18에 나타내었으며 주요내용은

① 수요자의 정보 ② 임상진단결과 ③ 문진에서 자각증상, 잠재성질환 유무 ④ 가족력 ⑤ 생활습관 ⑥ 이학적 검사 ⑦ 안정 시 심전도 소견 ⑧ 운동지도적응 ⑨ 운동부하검사결과 ⑩ 운동지도가부 등이다.

2) 고혈압, 당뇨병에 대한 운동지도안 작성 예

고혈압, 당뇨병에 대한 운동지도안 작성 예를 다음장 p.129에서 그림 4-19에 나타내었다.

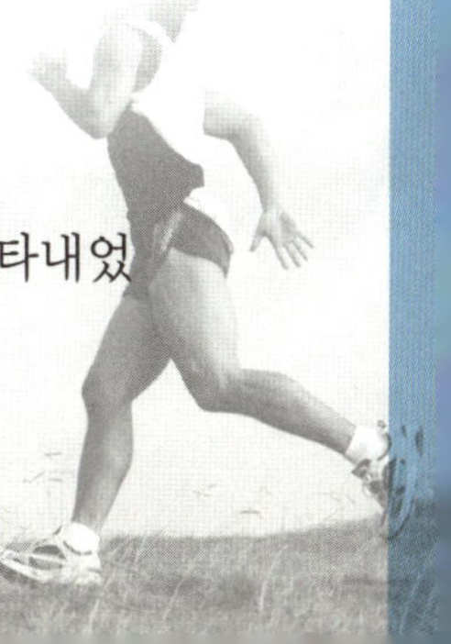

다. 주요내용은 운동의 종류와 보조운동, 운동의 강도, 운동의 시간, 운동의 빈도 등이며 운동 실시 전 후 조정운동과 운동실시 상의 주의점과 운동 실시 허가일자, 의료인과 운동지도사의 확인 운동지도. 그리고 운동효과에 대한 경과표 작성 예를 다음장 p.130에서 그림 4-20에 나타내었다.

3) 당뇨병과 비만의 의료정보 예

당뇨병, 비만의 의료정보 예를 다음장 p.131에서 그림 4-21에 나타내었다. 그리고 운동지도안 작성 예는 다음장 p.132에서 그림 4-22에 나타내었다. 당뇨병과 비만에 대한 운동효과 경과표 작성 예를 다음장 p.133에서 그림 4-23에 나타내었다.

4) 고지혈증과 비만의 의료정보 예

고지혈증, 비만의 의료정보 예를 다음장 p.134에서 그림 4-24에 나타내었으며 운동지도안 작성 예는 그림 4-25에 운동지도효과에 대한 경과표 작성 예는 그림 4-26에 나타내었다.

5) 고혈압(복약중), 당뇨병, 고지혈증, 비만의 의료정보 예

고혈압(복약중), 당뇨병, 고지혈증, 비만의 의료정보 예를 다음장 p.137에서 그림 4-27에 나타내었으며 운동지도안 작성 예를 다음장 p.138에서 그림 4-28에 나타내었으며 운동효과에 대한 경과표 작성 예를 다음장 p.139에서 그림 4-29에 나타내었다.

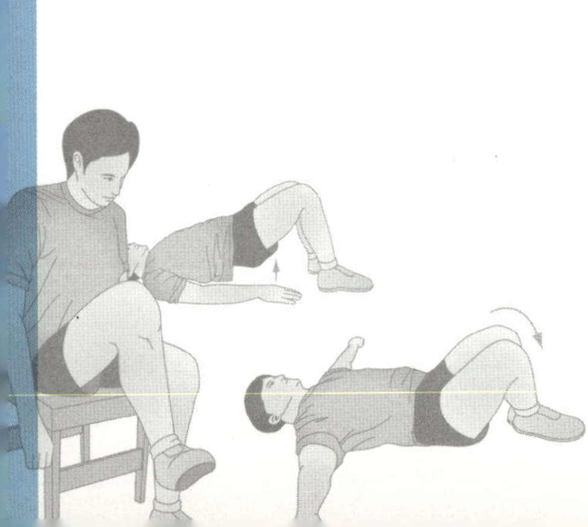

그림 4-11. 임상병리사에 의한 임상검사의 (예)

성　명 :　　　　성　별 :　　　　나　이 :

접수일자 :　　　검　체 :　　　　생년월일 :　　　　Code :

검 사 명	결 과	판정	임 상 참 고 치	단 위	관 련 질 환
1. 간기능검사					
T.Protein			6.50 ~ 8.40	g/dl	간경화, 신증후군
Albumin			3.50 ~ 5.50	g/dl	간경화, 신증후군
T.Bilirubin			0.20 ~ 1.50	mg/dl	황달, 담석, 용혈성빈혈
SGOT(AST)			0.00 ~ 40.00	IU/L	간기능, 심장기능
SGPT(ALT)			0.00 ~ 45.00	IU/L	간기능, 심장기능
r-GTP			0.00 ~ 63.00	IU/L	알콜성간장애, 지방간
2. 간암검사					
a-FP(RPHA)			음 성		간암, 간경화
3. 간염검사					
HBsAg(RPHA)			음 성		B형간염항원
HBsAb(PHA)					B형간염항체
4. 당뇨검사					
Glucose(AC)			65.00 ~ 110.00	mg/dl	당뇨병, 췌장염
5. 심장지질검사					
T.Cholesterol			130.00 ~ 230.00	mg/dl	동맥경화, 고지혈증
Triglyceride			35.00 ~ 200.00	mg/dl	지질대사, 고지혈증
6. 골격질환검사					
Uric acid			2.40 ~ 7.50	mg/dl	통풍, 관절염, 신장기능
RA Test(정성)			음 성		류마티스
7. 신장검사					
BUN			7.00 ~ 23.00	mg/dl	신장기능, 위장관출혈
Creatinine			0.50 ~ 1.50	mg/dl	신장기능, 근육질환
8. 췌장검사					
Amylase			48.00 ~ 220.00	IU/L	췌장염, 이하선염

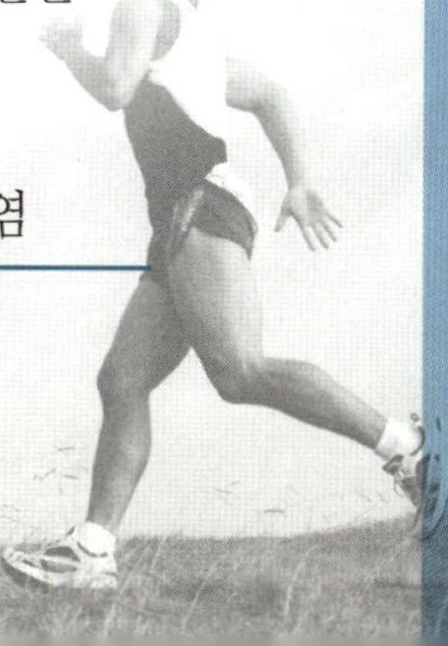

그림 4-12. 임상병리사에 의한 임상검사의 (예)

성　명 :　　　성　별 :　　　나　이 :
접수일자 :　　　검　체 :　　　생년월일 :　　　Code :

검 사 명	결 과	판정	임 상 참 고 치	단 위	관 련 질 환
9. 일반혈액검사					
WBC(백혈구)			3.50 ~ 11.00	K/uL	급만성염증
RBC(적혈구)			3.80 ~ 5.90	M/uL	조혈장애
Hemoglobin			11.70 ~ 17.70	g/dl	빈 혈
Hematocrit			34.90 ~ 52.20	%	빈 혈
MCV			80.00 ~ 105.00	fL	빈혈구분
MCH			27.00 ~ 33.00	pg	빈혈구분
MCHC			31.00 ~ 36.00	%	빈혈구분
RDW			10.50 ~ 14.50	%	빈 혈
PDW			10.50 ~ 23.50	%	출혈성질환
MPV			3.00 ~ 15.00	fL	출혈성질환
PCT			0.10 ~ 0.50	%	출혈성질환
Platelets			15.00 ~ 44.00	10k/uL	출혈성질환
10. 백혈구 백분율					
Seg			35.00 ~ 70.00	%	급성염증
Band			0.00 ~ 7.00	%	
Lympho			25.00 ~ 55.00	%	만성염증
Mono			0.00 ~ 11.00	%	
Eosino			0.00 ~ 7.00	%	알러지질환
Baso			0.00 ~ 1.00	%	
Meta			0.00 ~ 0.00	%	
Myelo			0.00 ~ 0.00	%	백혈병
Blast			0.00 ~ 0.00	%	
Immature Cell			0.00 ~ 0.00	%	
11. 혈 액 형					
ABO type					ABO 혈액형
Rh type					Rh 혈액형

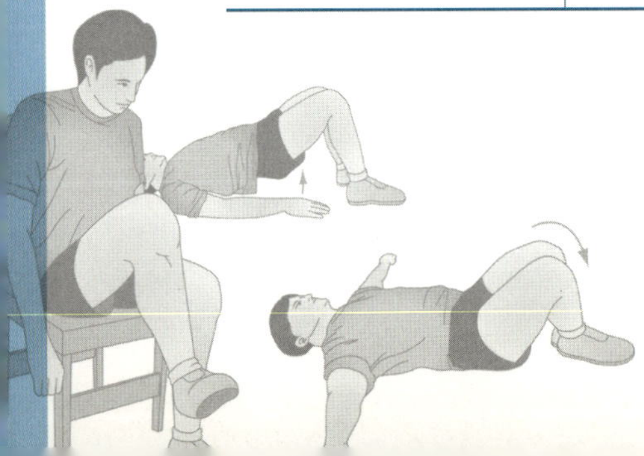

그림 4-13. 임상병리사에 의한 임상검사의 (예)

성 명 :	성 별 :	나 이 :	
접수일자 :	검 체 :	생년월일 :	Code :

검 사 명	결 과	판정	임상참고치	단 위	관련질환
12. 일반혈액검사					
Nitrite			음 성		
PH			4.50 ~ 8.50		요산도
S.G					요비중
U-Protein			음 성		신장기능
U-Glucose			음 성		뇨당
Ketone			음 성		영양상태
Urobilinogen			+/-		담도질환
U-Bilitubin			음 성		담도질환
뇨잠혈ㅔ			음 성		요도염, 신장염
(현미경적 소변관찰)					
U-WBC			0 - 3		요도염, 방광염
U-RBC			0 - 2		요도염, 방광염
Others					
13. 성병검사					
VDRL(정성)			음성		매독 1차검사

임상검사 결과에 의한 의료인의 신체활동과 운동에 대한 소견

질환별 판정					
종합판정					
소견 및 조치사항					
요양기관기호		건강진단기관명		건강진단장소	(내원, 출장)
건강진단일		종합판정일		통 보 일	

※ 건강진단 결과 정상으로 판단된 경우도 정기적인 건강검진을 통해 질병의 조기발견과 현재의 신체상태를 파악하고 이를 통한 건강관리를 해나가시기 바랍니다.

※ 건강진단 결과통보서상 요양급여가 필요하다는 의사의 소견이 기재된 경우, 요양급여의뢰서(진료의뢰서)로 갈음하여 2단계 요양급여(종합전문요양기관)를 받으실 수 있습니다.

판정	면허번호	
의사	의사명	(인)

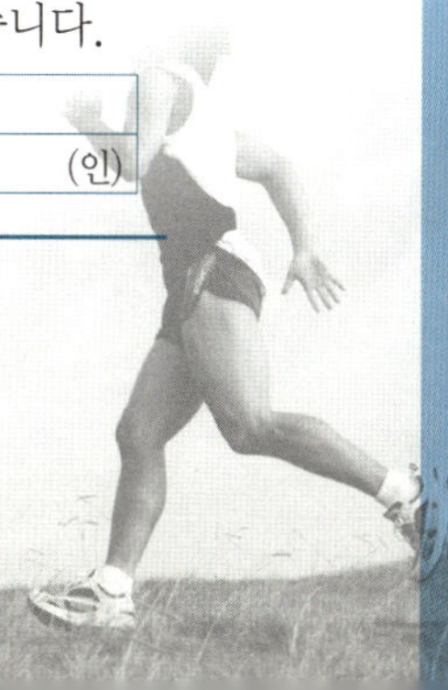

표 4-14-1. 종합건강진단검사 항목과 관련질환

검사종목			관련질환
1 소변검사		단백	– 신장염, 방광염
		당	– 당뇨병, 신장기능
		잠혈	– 요로결석 비뇨기계 결핵 및 종양 대사성 질환
		백혈구	
		유로빌리노겐	
		빌리루빈	
		케톤	
		현미경검사	
		Ph	
2 폐기능		폐활량	
		예비흡기량	제한성, 폐쇄성 폐질환 감별 (기관지천식, 폐기종 만성기관지염)
		1회환기량	
		예비호기량	
		노력성폐활량	
		1초량	
		1초율	
		최대호기중간류량	
		최대환기량	
		환기량	
3 혈청생화학검사		총단백	영양상태, 간기능, 신장기능
		알부민	
		글로불린	
		총빌리루빈	– 황달, 용혈성 빈혈
		지오티	급성간염, 만성간염, 지방간, 간경변, 간암
		지피티	
		알칼리성인산효소	– 국한성 간질환, 황달의 감별, 근골격계질환
		감마지티피	– 알코올성 간장애
	신기능	혈중요소질소	신장질환, 신증후군, 신부전증
		크레아티닌	
	지질	총콜레스테롤	– 고지질증, 고혈압, 동맥경화증
	당대사	공복혈당	– 당뇨병

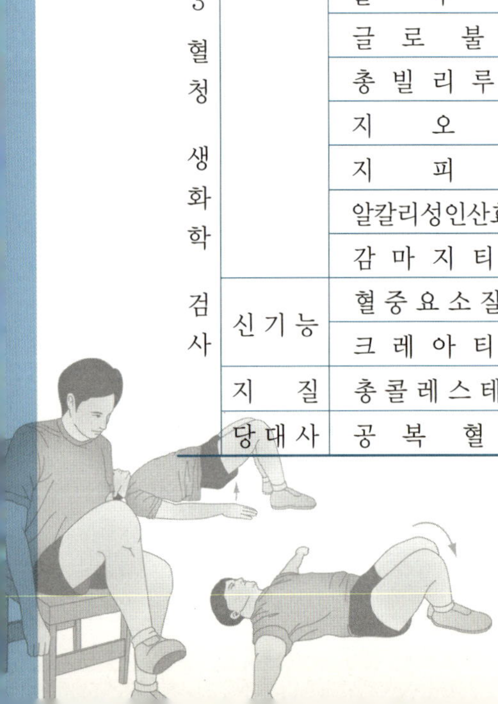

표 4-14-2. 종합건강진단검사 항목과 관련질환

검사 종목			관련 질환
4 혈역 혈청 검사	B형간염	항원	– B형 간염 바이러스 보균 유 · 무
		항체	– B형 간염 바이러스에 대한 항체
	매독	VDRL	– 매독
	류마치스	류마치스성인자	– 류마치스
	혈액형	ABO－Rh형	– 혈액형
	일반혈액	혈색소	빈혈의 정도와 종류 다혈증 백혈병 급만성 염증 출혈성 질환, 알레르기
		적혈구용적	
		백혈구	
		적혈구	
		백혈구백분율	
대변검사		기생충	– 각종 기생충 감염
		잠혈반응	– 소화관 출혈, 궤양, 암
객담검사		AFB 검사	– 결핵균 검사

표 4-15. 중요건강 측정항목 판정기준(예)

구 분	건강측정항목	단위	판정 기준 (인)		
			정상	건강위험	질환위험
비만	허리둘레	Cm	남 90 미만 여 85 미만	남 90 이상 여 85 이상	
	BMI	kg/m^2	25 미만	25 이상	
고혈압	수축기혈압	mmHg	130 미만	130 이상 140 미만	140 이상
	확장기혈압	mmHg	85 미만	85 이상 90 미만	90 이상
고지혈증	중성지방	mg/dl	150 미만	150 이상 200 미만	200 이상
	HDL콜레스테롤	mg/dl	남 40 이상 여 50 이상	남 40 미만 여 50 미만	
당뇨병	공복혈당	mg/dl	100 미만	100 ~ 125	126 이상
	당화혈색소	%	5.7 미만	5.7 ~ 6.4 이하	6.4 초과
–	흡연	Y/N	현재 흡연 여부 (예 / 아니오)		

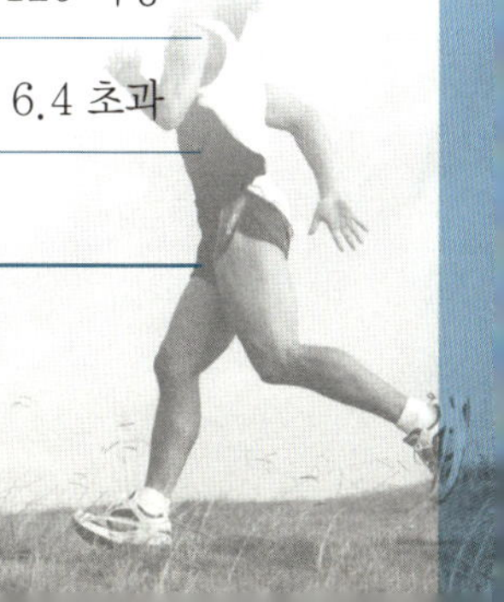

그림 4-16. 고혈압, 당뇨병, 고지혈증, 비만, 지방간 등에 대한 조건부운동지도, 금기사항 및 참고사항 (예)

	운동지도실시	조건부운동지도	금기사항 및 참고사항
고혈압	140~159/90~94 mmHg	160~179/95~99 mmHg 남자 40세, 여자 50세 이상은 될 수 있으면 운동부하검사를 실시. 운동부하검사가 어려운 경우는 걷기, 체조, 스트레칭 등으로 운동처방실시	180/100 mmHg이상 흉부 x-ray 검사결과 심흉곽비가 55%이상 심전도소견에서 중증 부정맥, 허혈성질환에서 안전성에 문제가 있어도 가벼운 스트레칭이나 체조 뇨단백 100 mg/dℓ이상인자
당뇨병	FBS[1] 110~139 mg/dl	FBS 140~249 mg/dl 남자 40세, 여자 50세 이상은 될 수 있으면 운동부하검사를 실시. 운동부하검사가 어려운경우는 걷기, 체조, 스트레칭등으로 운동처방실시	FBS 250 mg/dl이상 뇨케톤체(+) 당뇨병성망막증(+) 가벼운스트레칭이나 체조
고지혈증	TC[2] 220~249 mg/dℓ 혹은 TG[3] 150~229 mg/dℓ	TC 250 mg/dl이상 혹은 TG 300 mg/dl은 남자 40세, 여자 50세 이상은 될 수 있으면 운동부하검사를 실시. 운동부하검사가 어려운경우는 걷기, 체조, 스트레칭 등으로 운동처방실시	
비만	지방량 남자 20~25%이내 여자 30~35%이내 혹은 BMI[4] 18.5~22.9이내	남자는 지방량 25%이상 여자는 지방량 35%이상 BMI[4] 23~24.9 과체중 BMI[4] 30.0이상 고도비만	조절성비만과 대사성비만 단순성비만자 가운데 고도비만은 내과 및 정형외과 의사와 상담하여 결정
지방간	γ-GTP 60 IU/ℓ 이상 또는 GOT, GPT 50 IU/ℓ 미만	γ-GTP 60 IU/ℓ 이상 또는 GOT, GPT 50 IU/ℓ ~99 IU/ℓ 혹은 조기간기능검사로 종합적 판단	γ-GTP 60IU/ℓ 이상 혹은 GOT, GPT 100IU/ℓ 이상인자도 스트레칭이나, 가벼운 체조로 처방

참고사항 : 의료인에 운동금기사항과 절대안정보다는 안정 시 가벼운 스트레칭이나 체조등을 지도하는 것이 바람직함.

1) FBS : 공복시 혈당

2) TC : 총콜레스테롤

3) TG : 트리그리세리드(공복시 채혈)

4) BMI : Body Mass Index = 체중(kg) ÷ {신장(m)}^{2}

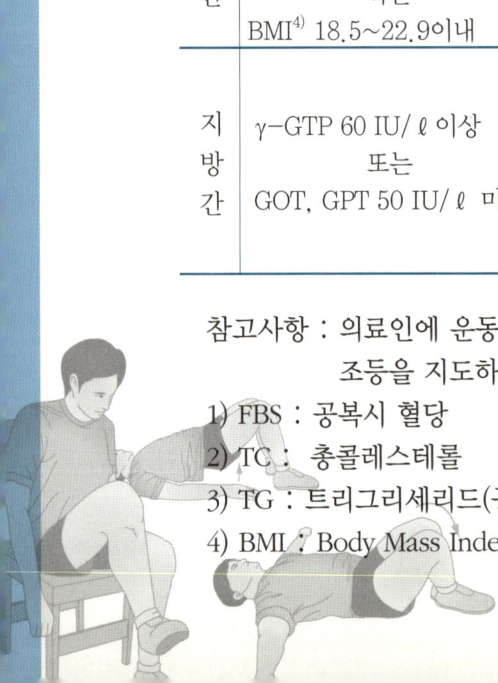

그림 4-17. **고혈압, 당뇨병, 고지혈증, 비만등에 대한 운동지도안 작성시의 주의점(예)**

호흡순환기내과	유산소적운동시 주의점	근력강화운동시의 주의점	전반적 주의점과 지도사항	기타
고혈압	• 보통 최대심박수에 50%이상부터 시작 • ß차단약 내복자는 10% 정도 내린다.	• 운동중 호흡을 정지하면서 실시하는 운동등 은 피해야 한다. 특히 등척성운동과 무거운 중량 이용 등은 주의	• 운동중과 운동후 에 혈압의 관리는 본인이 스스로 관 리 할 수 있도록 주의시킨다.	• 운동중에 감각적으 로 무리라고 생각하 면 곧 운동을 중지한다.
당뇨병	• 보통 최대심박수의 40% 정도부터 시작한다.		• 저혈당에 주의한다.	• 저혈당상태에 대해 본인 스스로가 대처할 수 있도록 한다.
고지혈증	• 다른 질환과의 합병증에 주의한다.		• 영양지도와 겸용한다.	• 고지혈증과 운동과의 관계를 이해시킨다.
비만	• 체중부하가 하지에 집중하지 않는 운동		• 영양과 운동과의 관계를 지도	• 에너지 섭취량과 에너지 소비량과의 관계를 이해시킨다.

9. 고혈압, 당뇨병에 대한 운동지도안 작성의 내용의 예는 다음과 같다.

수요자에 대한 질환명

1. 고혈압, 당뇨병

- 성명: 홍길동　　성별: 남자　　연령: 50세　　직업: 회사원
- 투약관계: 없다.

수요자의 프로필

- 이전부터 혈압이 약간 높다고 의료인으로부터 들었다.
- 일상생활에서 걷는데 지장이 없다. 또는 가벼운 체조나 스트레칭 정도는 1주일에 한번정도 실시하고 있다.

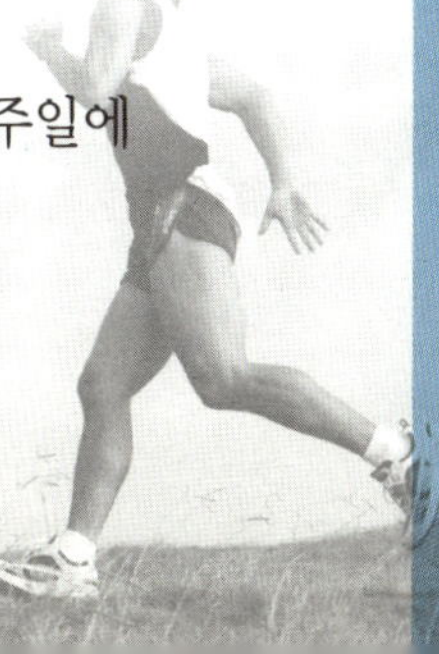

- 자각증상은 없으며 안정시 심전도에서도 이상 소견이 발견되지 않았다.
- 기본적인 의학정보와 임상검사에서 운동부하검사는 필요없다고 판정을 받았다.

의학적 코멘트

- 혈압과 혈당치가 약간 높다. 될 수 있으면 운동 실시 전에 혈압이 160~180 mmHg 정도라면 운동강도를 약간 내리어 혈압이 180 mmHg이상이 되면 운동을 중지한다.

음식물 섭취상 코멘트

- 간식을 자주하기 때문에 간식의 양과 횟수를 줄인다.
- 염분섭취량이 많기 때문에 절인 음식물(짠음식물), 가공식품 등을 되도록이면 줄인다.

운동지도상의 코멘트

- 근력이 약하다고 생각되어 근력운동을 희망한다. 또는 테니스나 골프등을 숙달 할 수 있는 정도까지 연습하는 것을 희망한다.
- 힘을 유지할 수 있는 심리적 한계까지 자기체중을 이용하는 운동을 권고한다.

운동효과에 대한 경과표

- 운동을 시작하여 운동지도안에 따라 운동을 실시하는 경과표를 수요자가 알아볼 수 있도록 다음 그림 4-20 고혈압, 당뇨병 운동효과에 대한 경과표를 기록한다.

10. 당뇨병과 비만운동지도안 작성시 내용

수요자에 대한 질환명

2. 당뇨병과 비만

- 성명: 홍길동 성별: 남자 연령: 60세 직업: 회사원
- 투약관계: 없다.

수요자의 프로필

- 임상검사에서 혈당치가 높다고 지적받았다.
- 일상생활시 특별한 운동습관은 없으며 일상생활 가운데에서 하루에 운동량에 대한 걷기에서 5000보 정도도 되지 않는다.
- 자각증상은 없으나 안정시 심전도 검사에서 ST, T파등에 이상파형이 검사되었다.

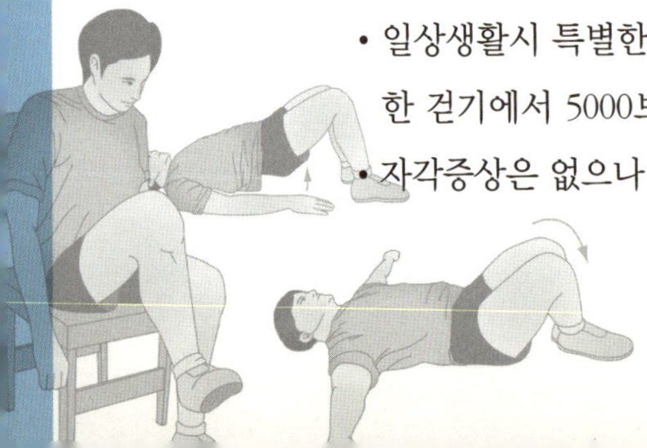

- 안정시 심전도 검사에서 이상파가 검사되고 공복시 혈당치가 높기 때문에 운동부하검사를 실시하였다. 그 결과 운동 중에 오른쪽 다리에서 이상이 나타났으나 자각증상에서는 아무 문제가 없는 것으로 나타났고 ST에서도 변화가 나타나지 않았다.
- 운동처방(지도)에서는 60세가 되어 신체활동이 적기 때문에 자각적운동강도 제11정도(무리하지 않게 즐거운 마음으로 걸을 수 있는 정도)로 하루에 6000보정도 걷거나 스트레칭이나 체조 등으로 운동을 주3회 정도 실시할 수 있도록 운동을 지도한다.

의학적 코멘트

- 심전도에 가벼운 이상파가 있기 때문에 특별한 의료처방은 필요없으며 정기적으로 건강검진을 실시 할 것을 권고하면서 운동시에는 만약에 자각증상이 나타나면 운동을 중지하고 의료인에 검진을 받고 운동을 실시해야 한다.

음식물섭취상 코멘트

- 혈당치가 높기 때문에 혈당치를 조절하기 위하여 영양상에 지도와 식사지도를 받아야 한다.

운동지도상의 코멘트

- 전체적으로 체력의 수준이 낮고 운동습관이 없기 때문에 운동을 실시 할 경우에는 자각적운동강도를 수시로 체크해야한다.
- 일상생활시에 신체활동량이 적기 때문에 아침, 점심, 저녁 등 시간의 여유가 있을 때 가볍게 신체활동을 할 수 있는 스트레칭이나 걷기, 체조 등을 실시할 수 있도록 운동을 지도한다.

운동효과에 대한 경과표

- 운동을 실시하기 위하여 운동지도안에 따라 운동을 실시하는 경과표를 수요자가 알아볼 수 있도록 다음 그림 4-23 당뇨병과 비만운동 효과에 대한 경과표를 기록한다.

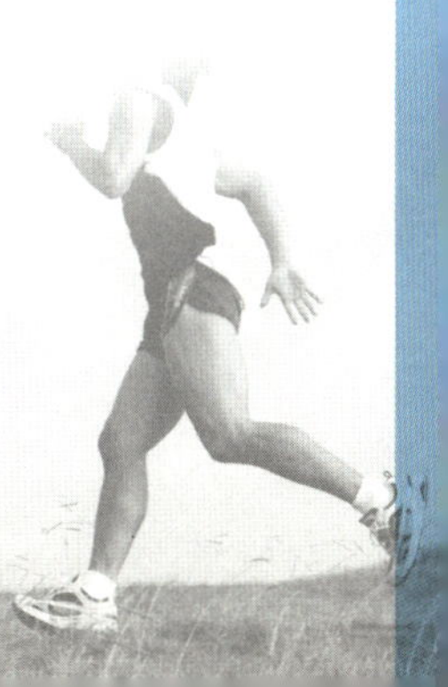

11. 고지혈증과 비만운동지도안 작성시 내용

수요자에 대한 질환명 : 고지혈증과 비만

- 성명: 홍길동 성별: 남자 연령: 50세 직업: 회사원
- 투약관계: 고지혈증의 약물복용

수요자의 프로필

- 이전부터 고지혈증 치료를 받고 있다.
- 고지혈증 관계로 운동관련 건강증진 시설에서 주1회 이상 하루에 6000보정도 걷기운동을 실시하였다.
- 자각증상은 없으며 안정시 심전도상에 이상이 없었다.
- 기본적 의료정보에 의하여 운동부하검사를 필히 할 필요가 있다고 판단하였다.
- 운동처방(지도)은 비만을 고려하여 보행이나 수중운동 혹은 자전거에르고미터를 주3회 이상 권고한다.

의학적 코멘트

- 총콜레스테롤치가 높고 HDL콜레스테롤은 적다.
- 체중이 무겁기 때문에 무릎에 부담을 주지 않는 운동을 실시한다.

음식물섭취상 코멘트

- 고지혈증이 있기 때문에 음식물 가운데에 지방이 많이 들어 있는 기름기있는 식품은 피하고 과식에 주의하면서 간식을 되도록 줄인다.

운동지도상의 코멘트

- 현재 에어로빅스댄스 등 유산소운동시에 무릎에 부담을 주기 때문에 수중에서 걷기운동을 실시할 것을 권장한다.
- 운동의 빈도를 높이기 위하여 주로 보행운동이나 스트레칭, 체조 등을 권고한다.

운동효과에 대한 경과표

- 운동을 시작하여 운동지도안에 따라 운동을 실시하는 경과표를 수요자가 알아볼 수 있도록 다음 그림 4–26 고지혈증과 비만 운동효과에 대한 경과표를 기록한다.

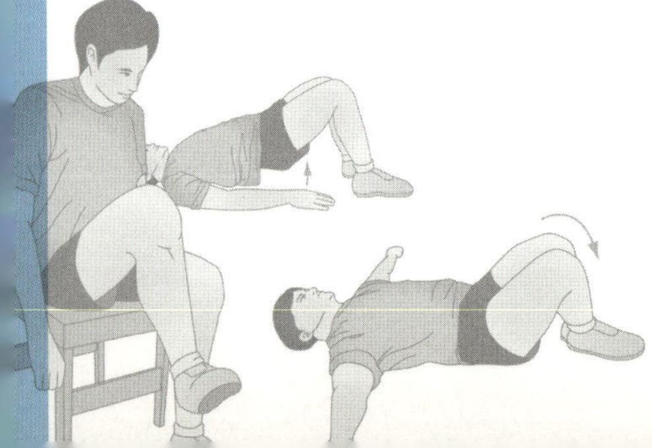

12. 고혈압(복약중), 당뇨병, 고지혈증과 비만운동처방지도안 작성시 내용의 예

수요자에 대한 질환명

4. 고혈압(복약중), 당뇨병, 고지혈증과 비만

- 성명: 홍길동 성별: 남자 연령: 45세 직업: 회사원
- 투약관계: 복약중(β차단약)

수요자의 프로필

- 혈압을 내리기 위하여 현재 고혈압인 증상을 120/90 mmHg로 조정하고 있기 때문에 한계형 당뇨병 또는 고지혈증과 비만합병증을 가지고 있다.
- 일상생활에서 운동습관이 없고 자각증상으로 자주 숨을 헐떡거린다던가등의 증상이 있으며 안정시 심전도에는 이상이 없다.
- 숨이 차면 고혈압치료 가운데에서 운동부하검사를 실시하였으나 음성으로 나타났다. 또한 β차단약 사용중 이기 때문에 심박수가 약 70%정도가 되면 자각적운동강도에서(15정도) 운동을 중지한다.
- 운동처방의 심박수는 β차단약복용중이기 때문에 40세의 심박수의 수치보다도 낮은 50세정도의 운동심박수를 사용하게 한다.

의학적 코멘트

- 혈압강하제 복약중, 운동 전후의 혈압을 측정하여 180 mmHg이상이 되면 운동을 중지한다.

음식물섭취상 코멘트

- 비만증이 있기 때문에 식사지도를 받아야 한다.
- 염분섭취가 많으며 고혈압증이 있기 때문에 소금에 절인 식품이나 수프 같은 국종류 등에서 소금을 적게 넣는다.
- 음주습관이 있기 때문에 음주의 횟수를 줄인다던가 한번에 취할 정도의 음주량은 피한다.

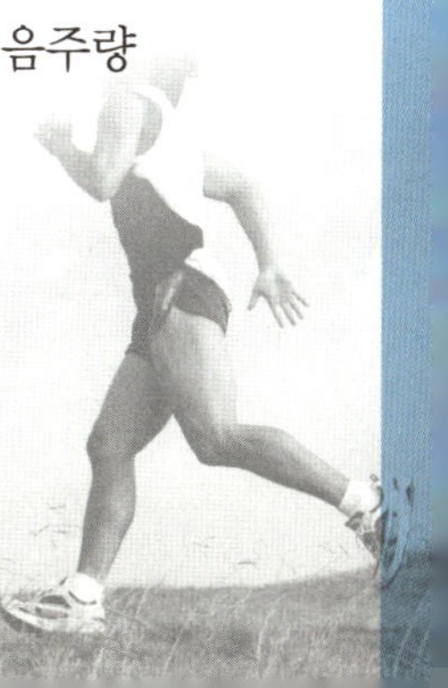

운동지도상의 코멘트

- 체중이 무겁기 때문에 지구적 운동은 되도록 보행을 권고한다.
- 지구적 운동에서 보행을 실시함으로 보행시간은 20~30분정도로 하되 유산소적 운동의 목표 심박수목표를 참고하여 목표심박수가 도달하여 유지되는 시간을 개인 운동 시간으로 정하여 운동을 실시하게 지도한다.
- 고혈압증상이 있기 때문에 근력운동은 되도록 피하면서 체조나 스트레칭 운동을 실시하게 한다.

운동효과에 대한 경과표

- 운동을 시작하여 운동지도안에 따라 운동을 실시하는 경과표를 수요자가 알아볼 수 있도록 다음 그림 4-29 고혈압 (복약중), 당뇨병, 고지혈증, 비만의 운동효과에 대한 경과표를 기록한다.

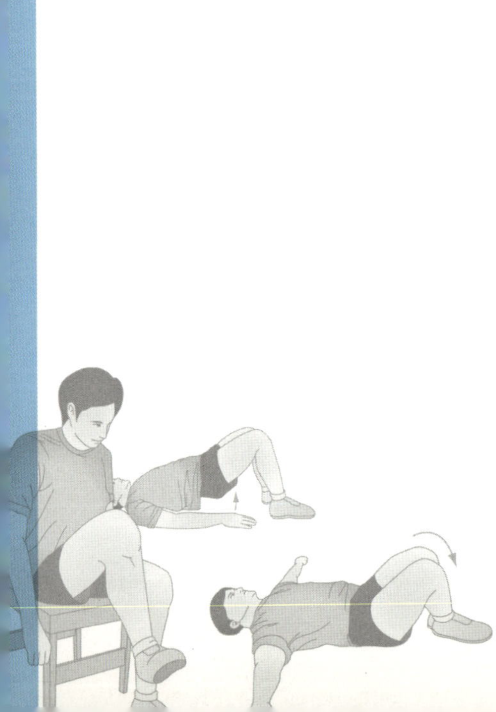

그림 4-18. 고혈압 당뇨병의 의료정보 (예)

<table>
<tr><td colspan="2">성명 :</td><td>주민등록번호 :</td><td>연령 : 50세</td><td>성별 : 남자</td></tr>
<tr><td colspan="5">임상진단 : 고혈압, 당뇨병, 고지혈증, 비만, 강하제(β 차단약 복용중. 특히 심박수에 영향을 미치는 약제)</td></tr>
<tr><td rowspan="4">문
진</td><td>자각증상</td><td>흉통, 동기, 천식, 어지러움, 실신
기타증상이
있음 : (   )
없음</td><td>운동지도적응</td><td>운동실시
조건부실시
운동금기</td></tr>
<tr><td>잠재성질환</td><td>심질환, 정형외과적질환, 기타질환이
있음 : (고혈압   )
없음</td><td>운동부하검사</td><td>필요
필요없음</td></tr>
<tr><td>가족력</td><td>심근경색, 돌연사, 기타증상이
있음 : (   )
없음</td><td rowspan="3">운동부하검사
결과</td><td rowspan="3">최대심박수도달
130/분
부하시최대혈압
174/96 mmHg
양성
한계범위
음성</td></tr>
<tr><td>생활습관</td><td>문제점 : 간식, 염분
없음</td></tr>
<tr><td colspan="2">안정시혈압
안정시심박수</td><td>121/89 mmHg
52/분(앉아서 측정)</td></tr>
<tr><td colspan="2">안정시심전도소견</td><td>심근경색, ST, T파 이상,
심실성부정맥, 기타증상이
있음 : (   )
없음</td><td>운동지도가부</td><td>운동실시
주의해서 실시
운동불가</td></tr>
</table>

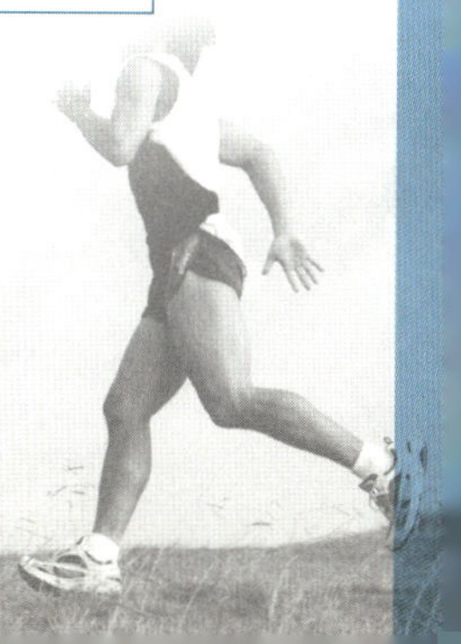

그림 4-19. 고혈압, 당뇨병의 운동지도안 작성 (예)

	운동의 종류	운동강도	운동시간	운동의 빈도
유산소적운동	보 행 조 깅 수중보행 자전거에르고미터 기타 (수영)	목표 심박수(박/분) 105박 110박 115박 120박 125박 130박 자각적운동강도 Borg 11정도 Borg 13정도	10분정도 20분정도 30분정도 40분정도 50분정도 60분정도 6000보정도 8000보정도 10000보정도 12000보정도	1회정도 /주 2회정도 /주 3회정도 /주 4회정도 /주 5~7회정도 /주
보조적운동	운동의 종류	운동강도	운동시간	운동의 빈도
	체 조 자기체중을 이용한 보조운동 운동기구사용 스트레칭	30~40회 반복할 수 있는 강도 20~30회 반복할 수 있는 강도 10~20회 반복할 수 있는 강도	5분정도 10분정도 15분정도 20분정도	1회정도 /주 2회정도 /주 3회정도 /주 4회정도 /주 5~7회정도 /주
	운동실시 전 후 조정운동 : 스트레칭을 운동 전 후 또는 체조등을 실시한다.			

운동실시상 주의점
- 힘을 최대로 주는 등척성 운동은 되도록 피한다. 운동 전 후 혈압은 본인이 측정하는 습관을 기른다.
- 간이당뇨검사는 본인이 스스로 할 수 있도록 권장한다.
- 운동중 저혈당이 되지않도록 주의한다.
- 운동시간은 목표심박수가 도달하여 유지되는 시간을 운동시간으로 한다.
- 운동전 · 후 스트레칭의 정확한 방법을 숙지시킨다.
- 운동의 강도는 심리적한계를 100%했을때를 기준으로 정한다.
- 운동전 · 후 안정시 심박수 측정을 습관화한다.

운동허가 일자	의료기관명 : 소 재 지 : 의 사 명 : (인) 운동지도사 : (인)

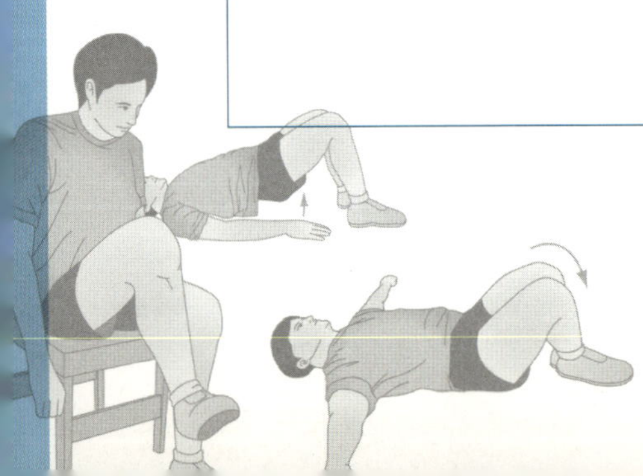

그림 4-20. 고혈압, 당뇨병의 운동효과에 관한 경과수치

측정 및 검사치	운동개시일	1개월 후	2개월 후	3개월 후 (효과 및 변화)
체중(kg)	60 kg	( ) kg	( ) kg	(57) kg
지방량(%)	25 %	( ) %	( ) %	(23) %
근육량(kg)	45 kg	( ) kg	( ) kg	(46) kg
수축기혈압(mmHg)	140	( ) mmHg	( ) mmHg	(135) mmHg
확장기혈압(mmHg)	85	( ) mmHg	( ) mmHg	(83) mmHg
총콜레스테롤(mg/dℓ)	160	( ) mg/dℓ	( ) mg/dℓ	(140) mg/dℓ
트리글리세라이드(mg/dℓ)	95	( ) mg/dℓ	( ) mg/dℓ	(95) mg/dℓ
HDL 콜레스테롤(mg/dℓ)	40	( ) mg/dℓ	( ) mg/dℓ	(45) mg/dℓ
공복시 혈당(mg/dℓ)	140	( ) mg/dℓ	( ) mg/dℓ	(130) mg/dℓ
γ-GTP(IU/ℓ)	20	( ) IU/ℓ	( ) IU/ℓ	(19) IU/ℓ
기타 등을 검사하여 기록				

운동시작시의 검사치		1개월 후	2개월 후	3개월 후	운동효과에 관한 경과수치	
체중(kg)	60 kg			→	체중	57 kg
지방량(%)	25 %			→	지방량	23 %
근육량(kg)	45 kg			→	근육량	46 kg
수축기혈압(mmHg)	140			→	수축기혈압	135
확장기혈압(mmHg)	85			→	확장기혈압	83
총콜레스테롤(mg/dℓ)	160			→	총콜레스테롤	140
트리글리세라이드(mg/dℓ)	95			→	트리글리세라이드	95
HDL 콜레스테롤(mg/dℓ)	40			→	HDL 콜레스테롤	45
공복시 혈당(mg/dℓ)	140			→	공복시 혈당	130
γ-GTP(IU/ℓ)	20			→	γ-GTP IU/ℓ	19

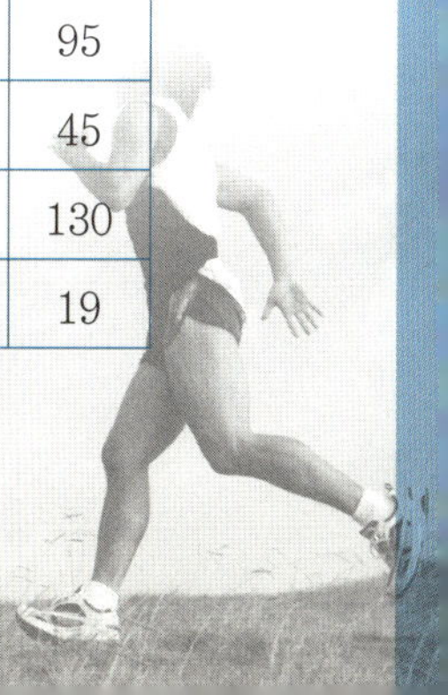

그림 4-21. 당뇨병, 비만의 의료정보 (예)

<table>
<tr><td colspan="5">성명 :   주민등록번호 :   연령 : 60세   성별 : 남자</td></tr>
<tr><td colspan="5">임상진단 : 당뇨병, 비만</td></tr>
<tr><td rowspan="4">문
진</td><td>자각증상</td><td>흉통, 동기, 천식, 어지러움, 실신
기타증상이
있음 : ( )
없음</td><td>운동지도적응</td><td>운동실시
조건부실시
운동금기</td></tr>
<tr><td>잠재성질환</td><td>심질환, 정형외과적질환, 기타질환이
있음 : ( )
없음</td><td>운동부하검사</td><td>필요
필요없음</td></tr>
<tr><td>가족력</td><td>심근경색, 돌연사, 기타증상이
있음 : ( )
없음</td><td rowspan="3">운동부하검사
결과</td><td rowspan="3">최대심박수도달
126/분
부하시최대혈압
180/86 mmHg
양성
한계범위
음성</td></tr>
<tr><td>생활습관</td><td>문제점 : 식사량이 많고 복식하는 습관
없음</td></tr>
<tr><td colspan="2">안정시혈압
안정시심박수</td><td>121/89 mmHg
52/분(앉아서 측정)</td></tr>
<tr><td colspan="2">안정시심전도소견</td><td>심근경색, ST, T파 이상,
심실성부정맥, 기타증상이
있음 : (ST, T파 이상)
없음</td><td>운동지도가부</td><td>운동실시
주의해서 실시
운동불가</td></tr>
</table>

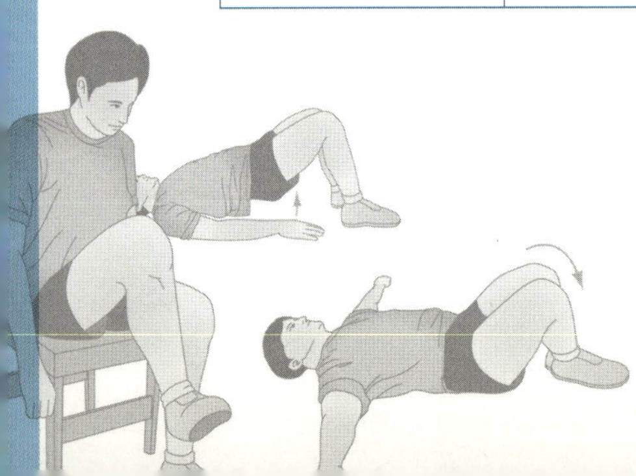

그림 4-22. 당뇨병, 비만의 운동지도안 작성 (예)

	운동의 종류	운동강도	운동시간	운동의 빈도
유산소적 운동	보 행 조 깅 수중보행 자전거에르고미터 기타 (수영)	목표 심박수(박/분) 105박 110박 115박 120박 125박 130박 자각적운동강도 Borg 11정도 Borg 13정도	10분정도 20분정도 30분정도 40분정도 50분정도 60분정도 6000보정도 8000보정도 10000보정도 12000보정도	1회정도 /주 2회정도 /주 3회정도 /주 4회정도 /주 5~7회정도 /주

	운동의 종류	운동강도	운동시간	운동의 빈도
보조적 운동	체 조 자기체중을 이용한 보조운동 운동기구사용 스트레칭	30~40회 반복할 수 있는 강도 20~30회 반복할 수 있는 강도 10~20회 반복할 수 있는 강도	5분정도 10분정도 15분정도 20분정도	1회정도 /주 2회정도 /주 3회정도 /주 4회정도 /주 5~7회정도 /주
	운동실시 전 후 조정운동 : 스트레칭을 운동 전 후 또는 체조등을 실시한다.			

운동실시상 주의점
- 무리하지 않는 범위내에서 자각증상이 있으면 의사검진을 받는다.
- 운동실시 후 3~4개월 후에 재처방을 받는다.
- 운동중 혈당치검사를 본인이 스스로 체크할 수 있도록 권고한다.
- 운동으로 인한 저혈당이 되지 않도록 주의한다.
- 운동전 · 후 음료수 섭취에 주의한다.
- 운동시간은 목표심박수가 도달하여 유지되는 시간을 운동시간으로 정한다.
- 자기체중을 이용하는 보조운동시에 운동의 강도는 심리적 한계까지를 100%로 정하여 적용시킨다.
- 스트레칭의 목적과 방법을 정확하게 숙지시킨다.
- 운동전 · 후 안정시 심박수측정을 습관화시킨다.

운동허가 일자

의료기관명 :
소 재 지 :
의 사 명 : (인)
운동지도사 : (인)

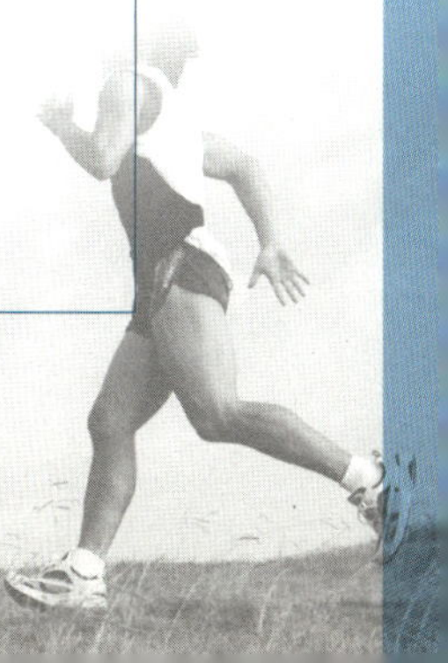

그림 4-23. 당뇨병 비만의 운동효과에 관한 경과수치

측정 및 검사치	운동개시일	1개월 후	2개월 후	3개월 후 (효과 및 변화)
체중(kg)	60 kg	( ) kg	( ) kg	(58) kg
지방량(%)	25 %	( ) %	( ) %	(24) %
근육량(kg)	45 kg	( ) kg	( ) kg	(47) kg
수축기혈압(mmHg)	140	( ) mmHg	( ) mmHg	(135) mmHg
확장기혈압(mmHg)	85	( ) mmHg	( ) mmHg	(83) mmHg
총콜레스테롤(mg/dℓ)	160	( ) mg/dℓ	( ) mg/dℓ	(150) mg/dℓ
트리글리세라이드(mg/dℓ)	95	( ) mg/dℓ	( ) mg/dℓ	(94) mg/dℓ
HDL 콜레스테롤(mg/dℓ)	40	( ) mg/dℓ	( ) mg/dℓ	(43) mg/dℓ
공복시 혈당(mg/dℓ)	140	( ) mg/dℓ	( ) mg/dℓ	(120) mg/dℓ
γ-GTP(IU/ℓ)	20	( ) IU/ℓ	( ) IU/ℓ	(18) IU/ℓ
기타 등을 검사하여 기록				

운동시작시의 검사치		1개월 후	2개월 후	3개월 후	운동효과에 관한 경과수치	
체중(kg)	60kg				체중	58kg
지방량(%)	25%				지방량	24%
근육량(kg)	45kg				근육량	47kg
수축기혈압(mmHg)	140				수축기혈압	135
확장기혈압(mmHg)	85				확장기혈압	83
총콜레스테롤(mg/dℓ)	160				총콜레스테롤	150
트리글리세라이드(mg/dℓ)	95				트리글리세라이드	94
HDL 콜레스테롤(mg/dℓ)	40				HDL 콜레스테롤	43
공복시 혈당(mg/dℓ)	140				공복시 혈당	120
γ-GTP(IU/ℓ)	20				γ-GTP IU/ℓ	18

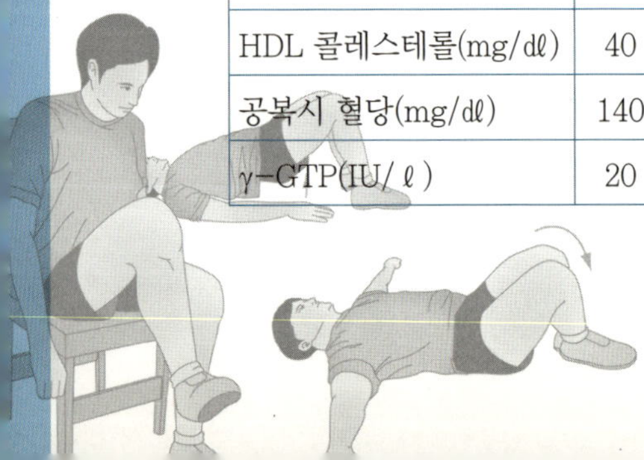

그림 4-24. 고지혈증, 비만의 의료정보 (예)

<table>
<tr><td colspan="2">성명 :</td><td>주민등록번호 :</td><td>연령 : 60세</td><td>성별 : 남자</td></tr>
<tr><td colspan="5">임상진단 : 고지혈증, 비만
항고지혈증투약 복약중</td></tr>
<tr><td rowspan="4">문진</td><td>자각증상</td><td>흉통, 동기, 천식, 어지러움, 실신,
기타증상이
있음 : (　　　　　　　　)
없음</td><td>운동지도적응</td><td>운동실시
조건부실시
운동금기</td></tr>
<tr><td>잠재성질환</td><td>심질환, 정형외과적질환, 기타질환이
있음 : (　　　　　　　　)
없음</td><td>운동부하검사</td><td>필요
필요없음</td></tr>
<tr><td>가족력</td><td>심근경색, 돌연사, 기타증상이
있음 : (　　　　　　　　)
없음</td><td rowspan="3">운동부하검사
결과</td><td rowspan="3">최대심박수도달
130/분
부하시최대혈압
174/96 mmHg
양성
한계범위
음성</td></tr>
<tr><td>생활습관</td><td>문제점 : 영양상 문제
없음</td></tr>
<tr><td colspan="2">안정시혈압
안정시심박수</td><td>130/89 mmHg
62/분(앉아서 측정)</td></tr>
<tr><td colspan="2">안정시심전도소견</td><td>심근경색, ST, T파 이상,
심실성부정맥, 기타증상이
있음 : (　　　　　　　　)
없음</td><td>운동지도가부</td><td>운동실시
주의해서 실시
운동불가</td></tr>
</table>

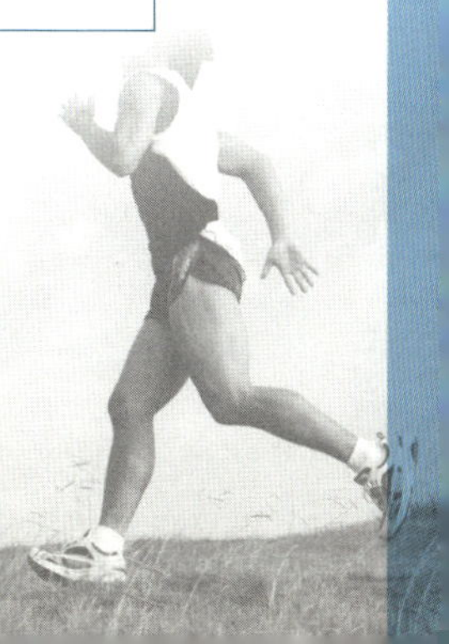

그림 4-25. 고지혈증, 비만의 운동지도안 작성 (예)

	운동의 종류	운동강도	운동시간	운동의 빈도
유산소적 운동	**보 행** 조 깅 **수중보행** **자전거에르고미터** 기타	목표 심박수(박/분) 105박 110박 115박 **120박** 125박 130박 자각적운동강도 Borg 11정도 Borg 13정도	10분정도 **20분정도** **30분정도** 40분정도 50분정도 60분정도 6000보정도 8000보정도 10000보정도 12000보정도	1회정도 /주 2회정도 /주 3회정도 /주 4회정도 /주 **5~7회정도 /주**
	운동의 종류	운동강도	운동시간	운동의 빈도
보조적 운동	**체 조** **자기체중을 이용한 보조운동** 운동기구사용 스트레칭	30~40회 반복할 수 있는 강도 **20~30회 반복할 수 있는 강도** 10~20회 반복할 수 있는 강도	5분정도 10분정도 15분정도 **20분정도**	1회정도 /주 2회정도 /주 3회정도 /주 4회정도 /주 **5~7회정도 /주**
	운동실시 전 후 조정운동 : 스트레칭을 운동 전 후 또는 체조등을 실시한다.			
운동실시상 주의점	• 체중이 무겁기 때문에 무릎과 발목에 부담이 되지 않는 운동을 실시한다. • 운동전 · 후 음료수 섭취에 주의를 한다. 육류 섭취와 가공식품에 주의한다. • 항상 운동과 영양에서 섭취칼로리와 소비칼로리 유지에 주의한다. • 운동전 · 후 안정시 심박수측정을 습관화한다. • 정확한 스트레칭에 목적과 방법을 숙지시킨다. • 운동전 탈수, 즉 사우나 실시는 금기시한다.			
운동허가 일자	의료기관명 : 소 재 지 : 의 사 명 : (인) 운동지도사 : (인)			

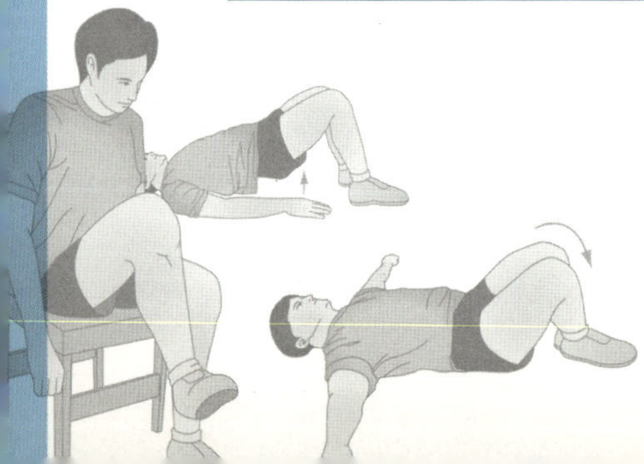

그림 4-26. 고지혈증과 비만의 운동효과에 관한 경과수치

측정 및 검사치	운동개시일	1개월 후	2개월 후	3개월 후 (효과 및 변화)
체중(kg)	60 kg	( ) kg	( ) kg	(57) kg
지방량(%)	25 %	( ) %	( ) %	(23) %
근육량(kg)	45 kg	( ) kg	( ) kg	(46) kg
수축기혈압(mmHg)	140	( ) mmHg	( ) mmHg	(135) mmHg
확장기혈압(mmHg)	85	( ) mmHg	( ) mmHg	(83) mmHg
총콜레스테롤(mg/dℓ)	160	( ) mg/dℓ	( ) mg/dℓ	(140) mg/dℓ
트리글리세라이드(mg/dℓ)	95	( ) mg/dℓ	( ) mg/dℓ	(95) mg/dℓ
HDL 콜레스테롤(mg/dℓ)	40	( ) mg/dℓ	( ) mg/dℓ	(45) mg/dℓ
공복시 혈당(mg/dℓ)	140	( ) mg/dℓ	( ) mg/dℓ	(130) mg/dℓ
γ-GTP(IU/ℓ)	20	( ) IU/ℓ	( ) IU/ℓ	(19) IU/ℓ
기타 등을 검사하여 기록				

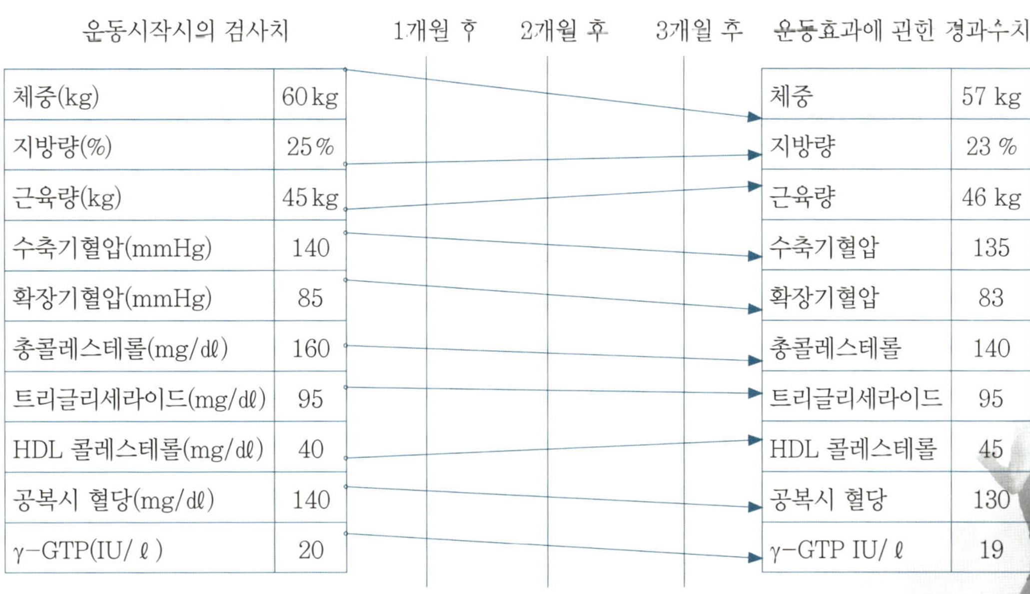

그림 4-27. 고혈압(복약중), 당뇨병, 고지혈증, 비만의료정보 (예)

<table>
<tr><td colspan="3">성명 : 　　　　　　주민등록번호 :</td><td>연령 : 50세</td><td>성별 : 남자</td></tr>
<tr><td colspan="5">임상진단 : 고혈압, 당뇨병, 고지혈증, 비만 , 강하제(β 차단약 복용중. 특히 심박수에 영향을 미치는 약제)</td></tr>
<tr><td rowspan="4">문진</td><td>자각증상</td><td>흉통, 동기, 천식, 어지러움, 실신, 기타증상이
있음 : (　　　　　　　　　)
없음</td><td>운동지도적응</td><td>운동실시
조건부실시
운동금기</td></tr>
<tr><td>잠재성질환</td><td>심질환, 정형외과적질환, 기타질환이
있음 : (　　　　　　　　　)
없음</td><td>운동부하검사</td><td>필요
필요없음</td></tr>
<tr><td>가족력</td><td>심근경색, 돌연사, 기타증상이
있음 : (　　　　　　　　　)
없음</td><td rowspan="3">운동부하검사
결과</td><td rowspan="3">최대심박수도달
130/분
부하시최대혈압
174/96 mmHg
양성
한계범위
음성</td></tr>
<tr><td>생활습관</td><td>문제점 : 영양상 문제
없음</td></tr>
<tr><td colspan="2">안정시혈압
안정시심박수</td><td>121/89 mmHg
60/분(앉아서 측정)</td></tr>
<tr><td colspan="2">안정시심전도소견</td><td>심근경색, ST, T파 이상,
심실성부정맥, 기타증상이
있음 : (　　　　　　　　　)
없음</td><td>운동지도가부</td><td>운동실시
주의해서 실시
운동불가</td></tr>
</table>

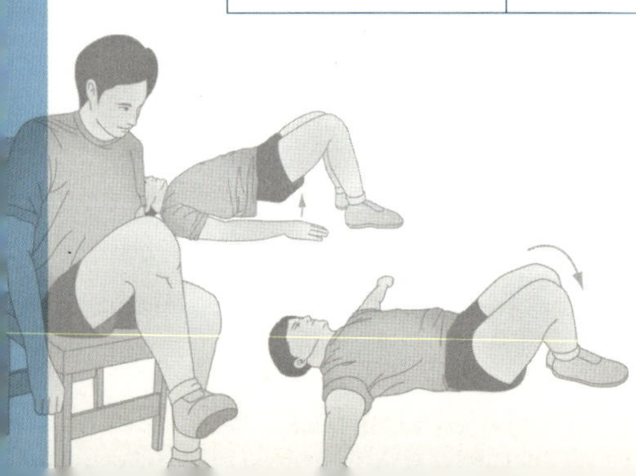

그림 4-28. 고혈압(복약중), 당뇨병, 고지혈증, 비만의 운동지도안 작성(예)

	운동의 종류	운동강도	운동시간	운동의 빈도
유산소적운동	보 행 조 깅 수중보행 자전거에르고미터 기타	목표 심박수(박/분) 105박 110박 115박 120박 125박 130박 자각적운동강도 Borg 11정도 Borg 13정도	10분정도 20분정도 30분정도 40분정도 50분정도 60분정도 6000보정도 8000보정도 10000보정도 12000보정도	1회정도 /주 2회정도 /주 3회정도 /주 4회정도 /주 5~7회정도 /주
	운동의 종류	운동강도	운동시간	운동의 빈도
보조적운동	체 조 자기체중을 이용한 보조운동 운동기구사용 스트레칭	30~40회 반복할 수 있는 강도 20~30회 반복할 수 있는 강도 10~20회 반복할 수 있는 강도	5분정도 10분정도 15분정도 20분정도	1회정도 /주 2회정도 /주 3회정도 /주 4회정도 /주 5~7회정도 /주
	운동실시 전 후 조정운동 : 스트레칭을 운동 전 후 또는 체조등을 실시한다.			

운동실시상 주의점
- 될 수 있으면 운동 전 후 자기 혈압은 자기가 측정한다.
- 비만이 있기 때문에 무릎에 부담을 주지 않도록 한다.
- 운동실시 전 · 후 안정시 심박수 측정을 습관화 한다.
- 운동실시 전 · 후 음식물 섭취에 주의한다.
- 스트레칭의 목적과 방법을 정확히 숙지시킨다.
- 운동중 저혈당이 되지 않도록 주의한다.
- 수시로 본인이 혈당검사를 할 수 있도록 지도한다.

운동허가 일자

의료기관명 :
소 재 지 :
의 사 명 : (인)
운동지도사 : (인)

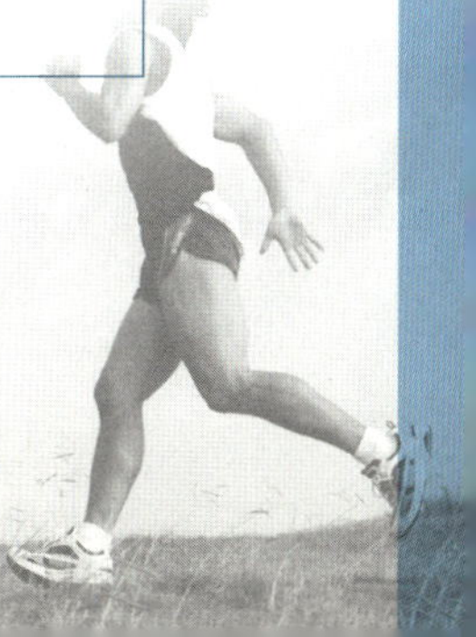

그림 4-29. 고혈압(복약중), 당뇨병, 고지혈증 비만의 운동효과에 관한 경과수치

측정 및 검사치	운동개시일	1개월 후	2개월 후	3개월 후 (효과 및 변화)
체중(kg)	60 kg	( ) kg	( ) kg	(58) kg
지방량(%)	25 %	( ) %	( ) %	(24) %
근육량(kg)	45 kg	( ) kg	( ) kg	(47) kg
수축기혈압(mmHg)	140	( ) mmHg	( ) mmHg	(135) mmHg
확장기혈압(mmHg)	85	( ) mmHg	( ) mmHg	(83) mmHg
총콜레스테롤(mg/dℓ)	160	( ) mg/dℓ	( ) mg/dℓ	(150) mg/dℓ
트리글리세라이드(mg/dℓ)	95	( ) mg/dℓ	( ) mg/dℓ	(94) mg/dℓ
HDL 콜레스테롤(mg/dℓ)	40	( ) mg/dℓ	( ) mg/dℓ	(43) mg/dℓ
공복시 혈당(mg/dℓ)	140	( ) mg/dℓ	( ) mg/dℓ	(120) mg/dℓ
γ-GTP(IU/ℓ)	20	( ) IU/ℓ	( ) IU/ℓ	(18) IU/ℓ
기타 등을 검사하여 기록				

운동시작시의 검사치		1개월 후	2개월 후	3개월 후	운동효과에 관한 경과수치	
체중(kg)	60 kg				체중	58 kg
지방량(%)	25 %				지방량	24 %
근육량(kg)	45 kg				근육량	47 kg
수축기혈압(mmHg)	140				수축기혈압	135
확장기혈압(mmHg)	85				확장기혈압	83
총콜레스테롤(mg/dℓ)	160				총콜레스테롤	150
트리글리세라이드(mg/dℓ)	95				트리글리세라이드	94
HDL 콜레스테롤(mg/dℓ)	40				HDL 콜레스테롤	43
공복시 혈당(mg/dℓ)	140				공복시 혈당	120
γ-GTP(IU/ℓ)	20				γ-GTP IU/ℓ	18

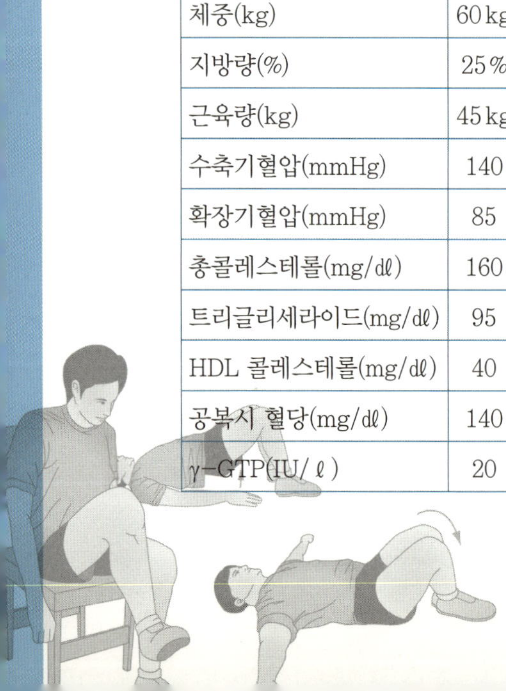

참고문헌

1) Spirduso W W (1995) Physical Dimensions of Aging, 338-355, Human Kinetics, Champaign
2) Kinugasa T, Nagasaki H, Furuna T and Itoh H (1996) Physical performance measures for characterizing high functioning older persons. J Aging & Physical Activity 4: 338-348
3) Kinugasa T, Nagasaki H (1997) Leisure-time physical activity in relation to the health and functioning of older adults in a rural community of Japan. In Vellas B, Albarede J L and Garry P J. Longitudinal Interdisciplinary Study on Aging 2nd Ed. 63-70, Serdi, Paris
4) Binder E F, Schechtman K B, Ehsami A A, Steger-May K, Brown M, Sinacore D R, Yarasheski K E and Holloszy J O (2002) Effects of exercise training on frailty in community-dwelling older adults: Results of a randomized, controlled trial. J Am Geriatr Soc 50: 1921-1928
5) Cress M E, Buchner D M, Questad K A, Esselman P C, deLateur B J and Schwartz, R S (1999) Exercise: Effects on physical functional performance in independent older adults. J Gerontology 54A: M242-M248
6) Fujita K, Nagatomi R, Hozawa A, Ohkubo T, Sato K, Anzai Y, Sauvaget C, Watanabe Y, Tamagawa A and Tsuji I (2003) Effects of exercise training on physical activity in older people: A randomized controlled trial. J Epidemiol, 13: 120-126
7) Hagberg J M, Graves J E, Limacher M, Woods D R, Leggett S H, Cononie C, Gruber J J and Pollock M (1989) Cardiovascular responses of 70- to 79-yr-old men and women to exercise training. J Appl Physiol 66: 2589-2594
8) Kallinen M, Sipla S, Alen M, Suominen H (2002) Improving cardiovascular fitness by strength or endurance training in women aged by 76-78 years. A population0based, randomized controlled trial. Age & Aging 31: 247-254
9) Sidney K H and Shephard R J (1978) Frequency and intensity of exercise training for elderly subjects. Med Sci Sport Exerc 10: 125-131
10) 運動所要量、運動指針の策定検討会 : 健康づくりのための運動基準 2006-身体活動、運動、体力-報告書. 2006
11) 田中茂穂 : 生活習慣病のための身体活動量、運動量. 体育の科学, 56 : 601-607, 2006
12) Pate RR, et al.: Physical activity and public health. Arecommendation from the Centers for Disease Control and Prevention and the American College of Sports Medicine. JAMA, 273 : 402-407, 1995
13) Saris WH, et al.: How much physical activity is enough to prevent unhealthy weight

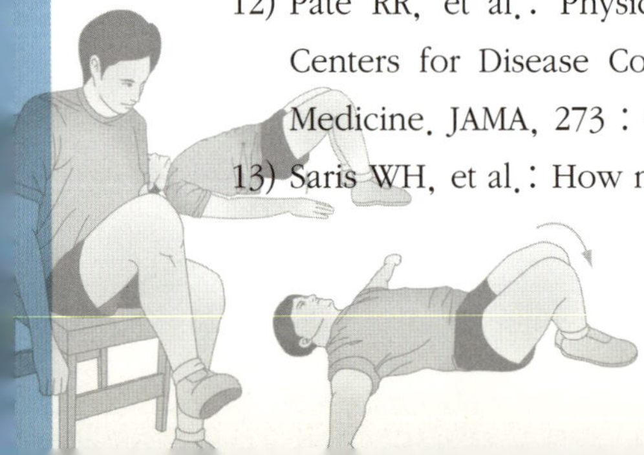

gain? Outcome of the IASO 1st Stock Conference and consensus statement. Obes Rev, 4 : 101–114, 2003

14) Schutz Y, et al.: Energy metabolism : overview of recent methods used in human studies. Ann Nutr Metab, 40 : 183–193, 1996

15) Spurr GB, et al.: Energy expenditure from minute–by–minute heart–rate recording : comparison with indirect calorimetry. Am J Clin Nutr, 48 : 552–559, 1988

16) Iwane M, et al.: Walking 10,000steps/day or more reduces blood pressure and sympathetic nerve activity in mild essential hypertension. Hypertens Res, 23 : 573–580, 2000

17) Swartz AM, et al.: Increasing daily walking improves glucose tolerance in overweight women, Prev Med, 37 : 356–362, 2003

18) Tudor–Locke C, et al.: Controlled outcome evaluation of the First Step Program : a daily physical activity intervention for individuals with type II diabetes. Int J Obes Relat Metab Disord, 28 : 113–119, 2004

19) Zhang JG, et al.: Effects of daily activity recorded by pedometer on peak oxygen consumption (V O2peak), ventilatory threshold and leg extension power in 30– to 69–year–old Japanese without exercise habit. Eur J Appl Physiol, 90 : 109–113, 2003

20) Freedson PS, et al.: Calibration of the Computer Science and Applications, Inc. Accelerometer. Med Sci Sports Exerc, 30 : 777–781, 1998

21) Kumahara H, et al.: The use of uniaxial accelerometry for the assessment of physical–activity–related energy expenditure: a validation study against whole–body indirect calorimetry. Br J Nutr, 91 : 235–243, 2004

22) Lawton MP: Assessing the competence of older people. In : Donald P ed, Research Planning and Action for the Elderly, The Power and Potential of Social Science, pp122–143, Human Science Press, 1977

23) Katz S, et al.: 12. Index fo ADL. Med Care, 14 : 116–118, 1976

24) Lawton MP, et al.: Assessment of older people: self–maintaining and instrumental activities of daily living. Geroulologist, 9 : 179–186, 1969

25) Pate RR: A new definition of youth fitness. Phys Sports med, 1 : 77–83, 1983

26) Fried LP, et al.: Frailty in older adults: evidence for a phenotype. J Gerontol, 56 : M146–M156, 2001

27) Fiatarone MA, et al.: High–intensity strength training in nonagenarians. Effects on skeletal muscle. J Am Med Assoc, 263 : 3029–3034, 1990

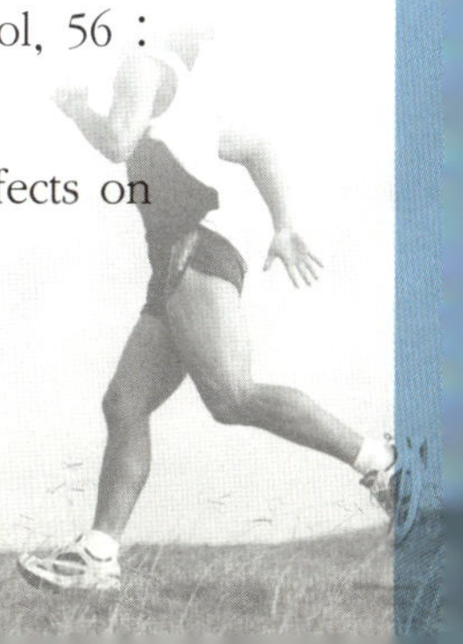

28) Fiatarone MA: Exercise training and nutritional supplementation for physical frailty in very elderly people. N Engl J Med, 330 : 1769-1775, 1994
29) Toulotte C, et al.: Effects of physical training on the physical capatity of frail, demented patients with a history of falling : a randomised controlled trial. Age Ageing, 32 : 67-73, 2003
30) Strawbridge WJ : Antecedents of frailty over three decades in an older cohort. J Gerontol B Psychol Sci Soc sci, 53 : S9-S16, 1998
31) Cho BL : Tests of stepping as indicators of mobility, balance, and fall risk in balance-impaired older adults. J Am Geriatr Soc, 52 : 1168-1173, 2004
32) Chin A, et al.: How to select a frail elderly population? A comparison of three working definitions. J Clin Epidemiol, 52 : 1015-1021, 1999
33) Chandler JM : Is lower extremity strength gain associated with improvement in physical performance and disability in frail, community-dwelling elders? Arch Phys Med Rehabil, 79 : 24-30, 1998
34) Nelson ME, et al.: The effects of multidimensional home-based exercise on functional performance in elderly people. J Gerontol, 59 : 154-160, 2004
35) Judge JO : Exercise to improve gait velocity in older persons. Arch Phys Med Rehabil, 74 : 400-406, 1993
36) Syddall H: Is grip strength a useful single marker of frailty? Age Ageing, 32 : 650-656, 2003
37) 久野譜也 : 介護予防のための筋力トレーニング指導法－マシンを使わない自体重による筋力トレーニング－. pp19-27, ナップ, 2006
38) Katz S, et al.: 12.Index of ADL. Med Care, 14 : 116-118, 1976
39) 古谷野亘 : 地域老人における活動能力の測定－老研式活動能力指標の開－. 日公衛誌, 34 : 109-114, 1987
40) McCool JF, et al.: Home-based leg strengthening for older adults initiated through private practice. Prevent Med, 28 : 105-110, 1999
41) Corti MC: Serum albumin and physical function as predictors of coronary heart disease mortality and incidence in older persons. J Clin Epidemiol, 49 : 519-526, 1996
42) Shibata H : Longitudinal changes of serum albumin in the elderly people living in the community. Age Aging, 20 : 417-420, 1991
43) Campbell WW : The recommended dietary allowance for protein may not be adequate for older people to maintain skeletal muscle. J Gerontol, 56 : M373-M380, 2001

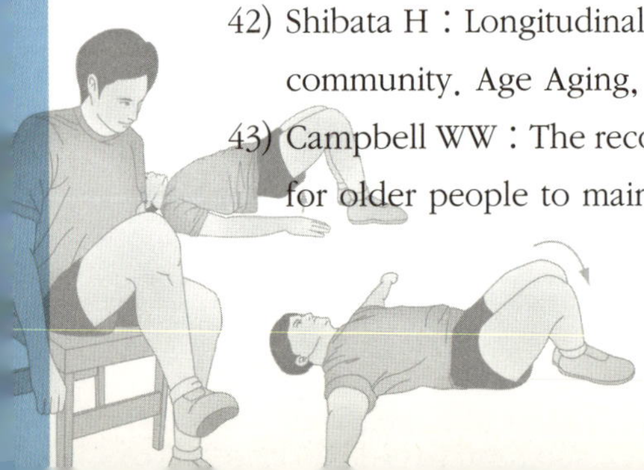

44) LaPorte RE, et al.: Assessment of physical activity in epidemiologic research : Problems and prospects. Public Health Rep, 100 : 131−146, 1985

45) Montoye HJ, et al.: Measuring Physical Activity and Energy Expenditure. Human Kinetics, 1996

46) 内藤義彦ほか：身体活動と生活習慣病−身体活動量の評価. 日本臨床増刊号, 58 : 169−173, 2000

47) Steinhause LA, et al.: Aerobic capacity of older adults : a training study. J Sports Med Phys Fitness, 30 : 163−172, 1990

48) Hassack KF, et al.: Maximal cardiac function in sedentary normal men and women : Comparison of age− related changes. J Appl Physiol, 53 : 799−802, 1982

49) Kasch FW, et al.: The effect of physical activity and inactivity on aerobic power in older men, (A longitudinal study). Phys Sportsmed, 18 : 73−83, 1990

50) Nieman DC, et al.: Physical activity and immune function in elderly women. Med Sci Sports Exerc, 25 : 823−831, 1993

51) 青木純一郎 : Health−Rhysical Fitness Test としての体力測定項目. J J Sports Sci, 12 : 605−608, 1993

52) Binder E F, Schechtman K B, Ehsami A A, Steger−May K, Brown M, Sinacore D R, Yarasheski K E and Holloszy J O (2002) Effects of exercise training on frailty in community−dwelling older adults: Results of a randomized, controlled trial. J Am Geriatr Soc 50: 1921−1928

53) Cress M E, Buchner D M, Questad K A, Esselman P C, deLateur B J and Schwartz, R S (1999) Exercise: Effects on physical functional performance in independent older adults. J Gerontology 54A: M242−M248

54) Fujita K, Nagatomi R, Hozawa A, Ohkubo T, Sato K, Anzai Y, Sauvaget C, Watanabe Y, Tamagawa A and Tsuji I (2003) Effects of exercise training on physical activity in older people: A randomized controlled trial. J Epidemiol, 13: 120−126

55) Hagberg J M, Graves J E, Limacher M, Woods D R, Leggett S H, Cononie C, Gruber J J and Pollock M (1989) Cardiovascular responses of 70− to 79−yr−old men and women to exercise training. J Appl Physiol 66: 2589−2594

56) Kallinen M, Sipla S, Alen M, Suominen H (2002) Improving cardiovascular fitness by strength or endurance training in women aged by 76−78 years. A population−based, randomized controlled trial. Age & Aging 31: 247−254

57) Kinugasa T, Nagasaki H, Furuna T and Itoh H (1996) Physical performance measures for charac−terizing high functioning older persons. J Aging & Physical Activity 4:

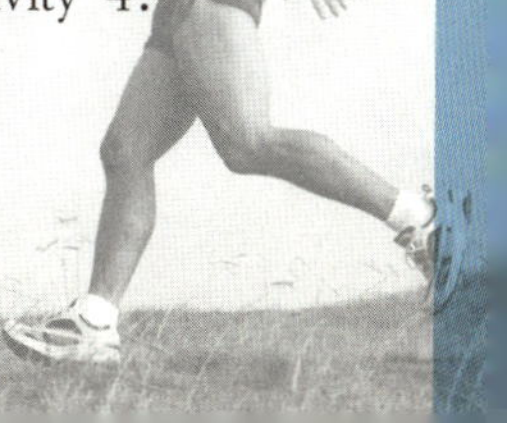

338-348

58) Kinugasa T, Nagasaki H (1997) Leisure-time physical activity in relation to the health and functioning of older adults in a rural community of Japan. In Vellas B, Albarede J L and Garry P J. Longitudinal Interdisciplinary Study on Aging 2nd Ed. 63-70, Serdi, Paris

59) Sidney K H and Shephard R J (1978) Frequency and intensity of exercise training for elderly subjects. Med Sci Sport Exerc 10: 125-131

60) Spirduso W W (1995) Physical Dimensions of Aging, 338-355, Human Kinetics, Champaign

61) Roy DK, O'Neill TW, Finn JD, et al. Determinants of incident vertebral fracture in men and women: results from the European Prospective Osteoporosis Study(EPOS). Osteoporos Int 2003;14:19-26.

62) Yu S, Yarnell JW, Sweetnam PM, Murray L. What level of physical activity protects against premature cardiovascular death? The Caerphilly study. Heart 2003;89:502-6.

63) Bak H, Petersen L, Sorensen TI. Physical activity in relation to development and maintenance of obesity in men with and without juvenile onset obesity. Int J Obes Relat Metab Disord 2004;28:99-104.

64) Hernelahti M, Kujala U, Kaprio J. Stability and change of volume and intensity of physical activity as predictors of hypertension. Scand J Public Health 2004;32:303-9.

65) Hu G, Barengo NC, Tuomilehto J, Lakka TA, Nissinen A, Jousilahti P. Relationship of physcial activity and body mass index to the risk of hypertension: a prospective study in Finland. Hypertension 2004;43:25-30

66) Petersen L, Schnohr P, sorensen TI. Longitudinal study of the long-term relation between physical activity and obesity in adults. Int J Obes Relat Metab Disord 2004;28:105-12

67) Tammelin T, Laitinen J, Nayha S. Change in the level of physical activity from adolescence into adulthood and obesity at the age of 31 years. Int J Obes Relat metab Disord 2004;28:775-82.

68) Blair SN, Goodyear NN, Gibbons LW, Cooper KH. Physical fitness and incidence of hypertension in healthy normotensive men and women. Jama 1984;252:487-90.

69) Ekelund LG, Haskell WL, Johnson JL, Whaley FS, Criqui MH, Sheps DS. Physical fitness ad a predictor of cardiovascular mortality in asymptomatic North American men. the Lipid Research Clinics Mortality Follow-up Study. N Engl J Med 1988;319:1379-84.

70) Blair SN, Kohl HW, 3re, Paffenbarger RS, Jr., Clark DG, Cooper KH, Gibbons LW.

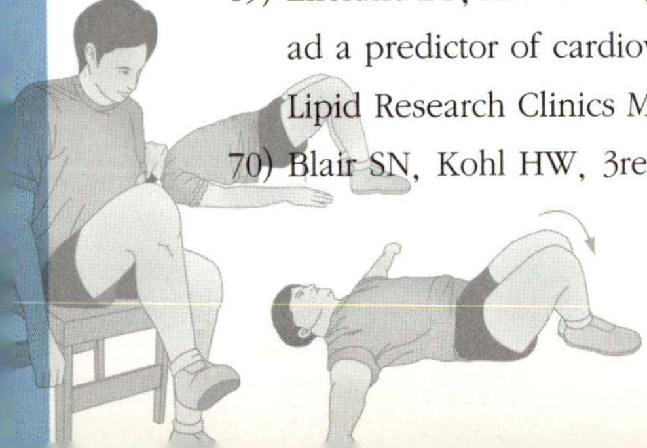

Physical fitness and all–cause mortality. A prospective study of healthy men and women. Jama 1989;262:2395–401.

71) Blair SN, Kohl HW, 3rd, Barlow CE, Gibbons LW. Physical fitbness and all–cause mortality in hypertensive men. Ann Med 1991;23:307–12.

72) Blair SN, Kohl HW, Gordon NF, Paffenbarger RS, Jr. How much physical activity is good for health? Annu Rev Public Health 1992;13:99–126.

73) Hein Ho, Suadicani P, Gyntellberg F. Physical fitness or physical activity as a predictor of ischaemic heart disease? A 17–year follow–up in the copenhagen Male Study. J Intern Med 1992;232:47–9.

74) Kohl HW, Gordon NF, Villegas JA, Blair SN. Cardiorespiratory fitness, glycemic status, and mortality risk in men. Diabetes Care 1992;15:184–92.

75) Blair SN, Kohl HW, Barlow CE. Physical activity, physical fitness, and all–cause mortality in women: do women need to be active ? J Am Coll Nutr 1993;12:368–71.

76) Sandvik L, Erikssen J, Thaulow E, Erikssen G, Mundal R, Rodahl K, Physical fitness as a predictor of mortality among healthy, middle–aged Norwegian men. N Engl J Med 1993;328:533–7.

77) Sawada S, Tanaka H, Funakoshi M, Shindo M, Kono S, Ishiko T. Five year prospective study on blood pressure and maximal oxygen uptake, Clin Exp pharmacol Physiol 1993;20:483–7.

78) Blair SN, Kohl HW, 3rd, Barlow CE, Paffenbarger RS, Jr., Gibbons LW, Macera CA. Changes in physical fitness and all–cause mortality. A prospective study of healthy and unhealthy men. Jama 1995;273:1093–8.

79) Blair SN, Kampert JB, Kohl HW, 3rd, et al. Influences of cardiorespiratory fitness and other precursors on cardiovascular disease and all–cause mortality in men and women. Jama 1996;276:205–10.

80) Kampert JB, Blair SN, Barlow CE, Kohl HW, 3rd. Physical activity, physical fitness, and all–cause and cancer mortality: a prospective study of men and women. Ann Epidemiol 1996;6:452–7.

81) Lynch J, Helmrich SP, Lakka TA, et al. Moderately intense physical activites and high levels of cardiorespiratory fitness reduce the risk of non–insulin–dependent diabetes mellitus in middle–aged men. Arch Intern Med 1996;156:1307–14.

82) Lee CD, Jackson AS, Blair SN. US weight guidelines: is it also important to consider cardiorespiratory fitness? Int J Obes Relat Metab Disord 1998;22 Suppl 2:S2–7.

83) Lee CD, Blair SN, Jackson AS. Cardiorespiratory fitness, body composition, and all–

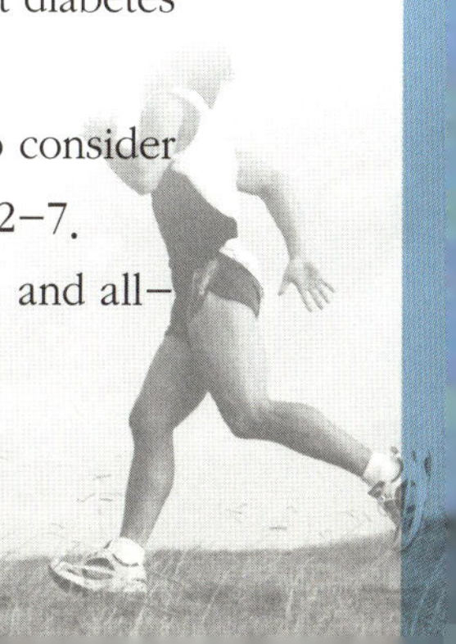

cause and cardiovascular disease mortality in men. Am J Clin Nutr 1999;69:373-80.

84). Wei M, Gibbons LW, Mitchell TL, Kampert JB, Lee CD, Blair SN. The association between cardiorespiratory fitness and impaired fasting glucose and type 2 diabetes mellitus in men. Ann Intern Med 1999;130:89-96.

85) 澤田亨, 武藤孝司, 日本人男性における有酸素能力と生命豫後に關する縱斷的研究, 日本公衆衛生學雜紙 1999;46:113-121.

86) Lakka Ta, Laukkanen JA, Rauramaa R, et al. Cardiorespiratory fitness and the progression of carotid atherosclerosis in middle-aged men. Ann Intern Med 2001;134:12-20.

87) Laukkanen JA, Lakka TA, Rauramaa R, et al. Cardiovasuclar fitness as a predictor of mortality in men. Arch Intern Med 2001;161:825-31.

88) Farrell SW, Braun L, Barlow CE, Cheng YJ, Blair SN. The relation of body mass index, cardiorespiratory fitness, and all-cause mortality in women. Obes Res 2002;10:417-23.

89) Myers J, Prakash M, Froelicher V, Do D, Partington S, Atwood JE. Exercise capacity and mortality among men referred for exercise testing. N Engl J Med 2002;346:793-801.

90) Carnethon MR, Gidding SS, Nehgme R, Sidney S, Jacobs DR, Jr., Liu K. Cardiorespiratory fitness in young adulthood and the development of cardiovascular disease risk factors. Jama 2003;290:3092-100.

91) Evenson KR, Stevens J, Cai J, Thomas R, Thomas O. The effect of cardiorespiratory fitness and obesity on cancer mortality in women and men. Med Sci Sports Exerc 2003;35:270-7.

92) Gulati M, Pandey DK, Arnsdorf MF, et al. Exercise capacity and the risk of death in women: the St James Women Take Heart Project. circulation 2003;108:1554-9.

93) Kurl S, laukkanen JA, Rauramaa R, Lakka TA, Sivenius J, Salonen JT. Cardiorespiratory fitness and the risk for stroke in men. Arch Intern Med 2003;163:1682-8.

94) Mora S, Redberg RF, Cui Y, et al. Ability of exercise testing to predict cardiovascular and all-cause death in asymptomatic women : a 20-year follow-up of the lipid research cinics prevalence study. Jama 2003; 290:1600-7.

95) Sawada SS, Lee IM, Muto T, Matuszaki K, Blair SN. Cardiorespiratory fitness and the incidence of type 2 diabetes: prospective study of Japanese men. Diabetes Care 2003;26:2918-22

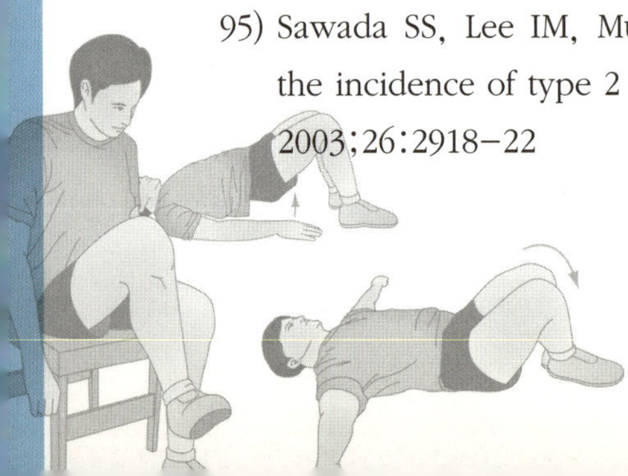

96) Church TS, Cheng YJ, Earnest CP, et al. Exercise capacity and body composition as predictors of mortality among men with diabetes. Diabetes Care 2004;27:83–8.

97) Katzmarzyk PT, Church TS, Blair SN. Cardiorespiratory fitness attenuates the effects of the metabolic syndrome on all–cause and cardiovascular disease mortality in men. Arch Intern Med 2004;164:1092–7.

98) Stevens J, Evenson KR, Thomas O, Cai J, Thomas R. Associations of fitness and fatness with mortality in Russian and American men in the lipids research clinics study. Int J Obes Relat Metab Disord 2004;28:1463–70.

99) Fujita Y, Nakamura Y, Hiraoka J, et al. Physical–strength tests and mortality among visitors to health–promotion centers in Japan. J Clin Epidemiol 1995;48:1349–59.

100) Nguyen TV, Eisman JA, Kelly PJ, Sambrook PN. Risk factors for osteoporotic fractures in elderly men. Am J Epidemiol 1996;144:255–63.

101) Seeley DG, Kelsey J, Jergas M, Nevitt MC. Predictors of ankle and foot fractures in older women. The Study of Osteoporotic Fracutres Research Group. J Bone Miner Res 1996;11:1347–55.

102) Schroll M, Avlund K, Davidsen M. Predictors of five–year functional ability in a longitudinal survey of men and women aged 75 to 80. The 1914–population in Glostrup, Denmark. Aging(Milano) 1997;9:143–52.

103) Rantanen T, Masaki K, Foley D, Izmirlian G, White L, Guralnik JM. Grip strength changes over 27 yr in Japanese–American men. J Appl Physiol 1998;85:2047–53.

104) Anstey KJ, Luszcz MA, Giles LC, Andrews GR. Demographic, health, cognitive, and sensory variables as predictors of mortality in very old adults. Psychol Aging 2001;16:3–11.

105) Al Snih S, Markides KS, Ray L, Ostir GV, Goodwin JS. Handgrip strength and mortality in older Mexican Americans. J Am Geriatr Soc 2002;50:1250–6.

106) Katzmarzyk PT, Craig CL. Musculoskeletal fitness and risk of mortality. Med Sci Sports Exerc 2002;34:740–4.

107) Lee SH, Dargent–Molina P, Breart G, Risk factors for fractures of the proximal humerus: results form the EPIDOS prospective study. J Bone Miner Res 2002;17:817–25.

108) Metter EJ, Talbot LA, Schrager M, Conwit R. Skeletal muscle strength as a predictor of all–cause mortality in healthy men. J Gerontol A Biol Sci Med Sci 2002;57:B359–65.

109) Albrand G, Munoz F, Sornay–Rendu E, Duboeuf F, Delmas PD. Independent

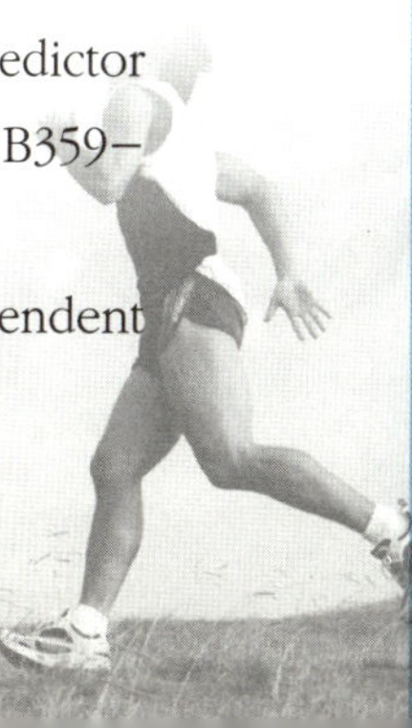

predictors of all osteoporosis-related fractures in healthy postmenopausal women: the OFELY study. Bone 2003;32:78-85.

110) Rantanen T, Volpato S, Ferrucci L, Heikkinen E, Fried LP, Guralnik JM. Handgrip strength and cause-specific and total mortality in older disabled women: exploring the mechanism. J Am Geriatr Soc 2003;51:636-41.

111) Stel VS, Smit JH, Pluijm SM, Lips P. Balance and mobility performance as treatable risk factors for recurrent falling in older persons. J Clin Epidemiol 2003;56:659-68.

112) Metter EJ, Talbot LA, Schrager M, Conwit RA. Arm-cranking muscle power and arm isometric muscle strength are independent predictors of all-cause mortality in men. J Appl Physiol 2004;96:814-21.

113) メタボリックシンドローム診基準斷討委員會. メタボリックシンドロームの定義と診斷基準. 日本內科學雜誌 2005;94:188-203.

114) Carroll S, Cooke CB, Butterly RJ. Physical activity, cardiorespiratory fitness, and the primary components of blood viscosity. Med Sci Sports Exerc 2000;32:353-8.

115) Dipietro L, Caspersen CJ, Ostfeld AM, Nadel ER. A survey for assessing physical activity among older adults. Med Sci Sports Exerc 1993;25:628-42.

116) Nagaya T, Kondo Y, Shibata T, Effects of sedentary work on physical fitness and serum cholesterol profile in middle-aged male workers. Int Arch Occup Environ Health 2001;74:366-70.

117) Huang G, Gibson CA, Tran ZV, Osness WH. Controlled endurance exercise training and VO2max changes in older adults:a meta-analysis. Prev Cardiol 2005;8:217-25.

118) Rauramaa R, Tuomainen P, Vaisanen S, Rankinen T, Physical activity and health-related fitness in middle-aged men. Med Sci Sports Exerc 1995;27:707-12.

118) Leon AS, Casal D, Jacobs D, Jr. Effects of 2,000 kcal per week of walking and stair climbing on physical finess and risk factors for coronary heart disease. J Cardiopulm Rehabil 1996;16:183-92.

120) Wolfarth B, Bray MS, Hagberg JM, et al. The human gene map for performance and health-related fitness phenotypes:the 2004 update. Med Sci Sports Exerc 2005;37:881-903.

121) Talbot LA, Morrell CH, Metter EJ, Fleg JL, Comparison of cardiorespiratory fitness versus leisure time physical activity as predictors of coronary events in men aged〈or=65years and〉65years. Am J Cardiol 2002;89:1187-92.

122) 波多野義郎. ウォーキングと步數の科學, 東京: 不昧堂出版, 1998.

123) Pate RR, Pratt M, Blair SN, et al. Physical activity and public health. A recommendation

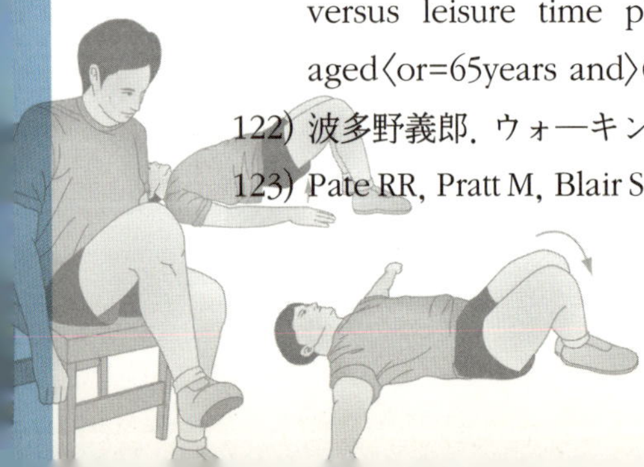

from the Centers for Disease Control and Prevention and the American College of Sports Medicine. Jama 1995;273:420-7.

124) Washburn RA, Seals DR. Peak oxygen uptake during arm cranking for men and women. J Appl Physiol 1984;56:954-7.

125) Hermansen L, Saltin B, Oxygen uptake during maximal treadmill and bicycle exercise. J Appl Physiol 1969;26:31-7.

126) Salonen JT, Puska P, Tuomilehto J. Physical activity and risk of myocardial infarction, cerebral stroke and death: a longitudinal study in Eastern Finland. Am J Epidemiol 1982;115:526-37.

127) Paffenbarger RS, Jr., Wing AL, Hyde RT, Jung DL, Physical activity and incidence of hypertension in college alumni. Am J Epidemiol 1983;117:245-57

128) Paffenbarger RS, Jr., Hyde RT, Wing AL, Hsieh CC. Physical activity, all-cause mortality, and longevity of college alumni. N Engl J Med 1986;314:605-13.

129) Slattery ML, Jacobs DR, Jr., Nichaman MZ, Leisure time physical activity and coronary heart disease death. The US Railroad Study. Circulation 1989;78:304-11.

130) Helmrich SP, Ragland DR, Leung RW, Paffenbarger RS, Jr. Physical activity and reduced occurrence of non-insulin-dependent diabetes mellitus. N Engl J Med 1991;325:147-52.

131) Manson JE, Rimm EB, Stampfer MJ, et al. Physical activity and incidence of non-insulin-dependent diabetes mellitus in women. Lancet 1991;338:774-8.

132) Manson JE, Nathan DM, Krolewski AS, Stampfer MJ, Willett WC, Hennekens CH, A prospective study of exercise and incidence of diabetes among US male physicians. Jama 1992;268:63-7.

133) Wannamethee G, Shaper AG, Physical activity and stroke in British middle aged men. Bmj 1992;304:597-601.

134) Lindenstrom E, Boysen G, Nyboe J, Lifestyle factors and risk of cerebrovascular disease in women. The Copenhagen City Heart Study. Stroke 1993;24:1468-72.

135) Lindenstrom E, Boysen G, Nyboe J, Risk factors for stroke in Copenhagen, Denmark. Ⅱ. Life-style factors. Neuroepidemiology 1993;12:43-50.

136) Paffenbarger RS, Jr., Kampert JB, Lee IM, Hyde RT, Leung RW, Wing AL, Changes in physical activity and other lifeway patterns influencing longevity. Med Sci Sports Exerc 1994;26:857-65.

137) Lee IM, Hsieh CC, Paffenbarger RS, Jr. Exercise intensity and longevity in men. The Harvard Alumni Health Study. Jama 1995;273:1179-84.

138) Ching PL, Willett WC, Rimm EB, Colditz GA, Gortmaker SL, Stampfer MJ. Activity level and risk of overweight in male health professionals. Am J Public Health 1996;86:25-30

139) Lynch J, Helmrich SP, Lakka TA, et, al. Moderately intense physical activities and high levels of cardiorespiratory fitness reduce the risk of non-insulin-dependent diabetes mellitus in middle-aged men. Arch Intern Med 1996;156:1307-14.

140) 森岡聖次. コホート研究による生命予後に影響を及ぼす日常生活習慣要因の検討. 日本公衆衛生雑誌 1996;43:469-478.

141) Haapanen N, Miilunpalo S, Vuori I, Oja P, Pasanen M. Association of leisure time physical activity with the risk of coronary heart disease, hypertension and diabetes in middle-aged men and women. Int J Epidemiol 1997;26:739-47.

142) Kushi LH, Fee RM, Folsom AR, Mink PJ, Anderson KE, Sellers TA. Physical activity and mortality in postmenopausal women. Jama 1997;277:1287-92.

143) 吉岡輝彦 岩, 大城等, 農山村における生活習慣に關するコホート研究 生活習慣と死亡との關係. 米子醫學雜誌 1997;48:164-170.

144) Joakimsen RM, Fonnebo V, Magnus JH, Stormer J, Tollan A, Sogaard AJ. The Tromso Study:physical activity and the incidence of fractures in a middle-aged population. J Bone Miner Res 1998;13:1149-57.

145) Kujala UM, Kaprio J, Sarna S, Koskenvuo M, Relationship of leisure-time physical activity and mortality: the Finnish twin cohort. Jama 1998;279:440-4.

146) Lee IM, Paffenbarger RS, Jr. Physical activity and stroke incidence:the Harvard Alumni Health Study. Stroke 1998;29:2049-54.

147) Hayashi T, Tsumura K, Suematsu C, Okada K, Fujii S, Endo G. Walking to work and the risk for hypertension in men:the Osaka Health Survey. Ann Intern Med 1999;131:21-6.

148) Hu FB, Sigal RJ, Rich-Edwards JW, et al. Walking compared with vigorous physical activity and risk of type 2 diabetes in women:a prespective study. Jama 1999;282:1433-9.

149) Hu FB, Stampfer MJ, Colditz GA, et al. Physical activity and risk of stroke in women. Jama 2000;283:2961-7.

150) Kujala UM, Kaprio J, Kannus P, Sarna S, Koskenvuo M. Physical activity and osteoporotic hip fracture risk in men. Arch Intern Med 2000;160:705-8.

151) Okada K, Hayashi T, Tsumura K, Suematsu C, Endo G, Fujii S. Leisure-time physical activity at weekends and the risk of Type 2 diabetes mellitus in Japanese

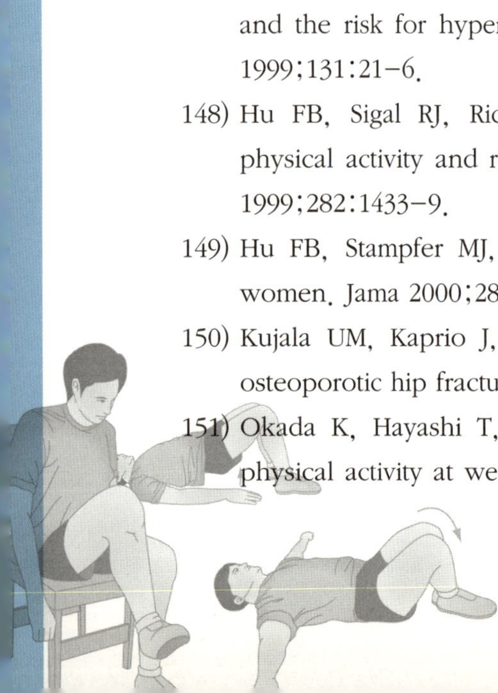

men:the Osaka Health Survey. Diabet Med 2000;17:53-8.

152) Hoidrup S, Sorensen TI, Stroger U, Lauritzen JB, Schroll M, Gronbaek M. Leisure-time physical activity levels and changes in relation to risk of hip fracture in men and women. Am J Epidemiol 2001;154:60-8.

153) Feskanich D, Willett W, Colditz G, Walking and leisure-time activity and risk of hip fracture in postmenopausal women. Jama 2002;288:2300-6.

154) Manson JE, Greenland P, LaCroix AZ, et al. Walking compared with vigorous exercise for the prevention of cardiovascular events in women. N Engl J Med 2002;347:716-25

155) 한국 Boxing 선수의 경기력 향상을 위한 개인운동처방. 성동진 저. 대한아마추어복싱 연맹 연구비지원. 대한유도대학유도춘추사. 1984.

156) Sports생리학과 운동처방. 성동진 저. 국일문학사. 1985.

157) 건강체력 증진을 위한 조깅의 과학. 성동진 저. 금광. 1986.

158) 선수와 코치를 위한 스포츠 영양학. 성동진 저. 금광. 1986.

159) 운동처방 지도서(3급 과정). 성동진 저. 한일. 1990.

160) 체육고등학교 역도. 성동진 저. 대한교과서 주식회사. 1992.

161) 한강시민공원 SPORTS교실의 생활체육활동에 관한 PROJECT 보고서. 성동진 저. 진명. 1992.

162) 임상호흡생리학입문. 김동수 저. 고려의학. 1997.

163) 국민건강증진을 위한 운동능력평가기준표 개발. 보건복지부 · 한국운동지도협회(성동진). 고려의학. 2000.

164) 코칭의 과학 성동진 역. 1996년 교학연구사.

165) 운동처방과 운법. 성동진. 1990년. 도서출판 한일

166) 스포츠맛사지. 성동진 역. 1996년 교학연구사.

167) 운동처방을 위한 체력트레이닝론. 성동진. 1997년. 형설출판사

168) 운동처방을위한 운동생리학. 성동진 1997년, 형설출판사

169) 국민건강증진을위한 운동처방프로그램 1998년. 도서출판 홍경

170) 국민건강증진을위한 운동지도지침서. 보건복지부, 한국운동지도협회. 성동진 · 송영주. 2001년 12월.

171) 성인병 예방관리를 위한 운동 지도지침서. 보건복지부, 한국운동지도협회. 성동진 · 송영주. 2002년 12월.

172) 헬스운동지도지침서. 2003년 12월. 보건복지부, 한국운동지도협회, 성동진 · 송영주

173) 운동장애 예방과 처방. 성동진 역. 고려의학. 2004.

174) 국소해부학. 대한해부학회 저. 고려의학. 2005.

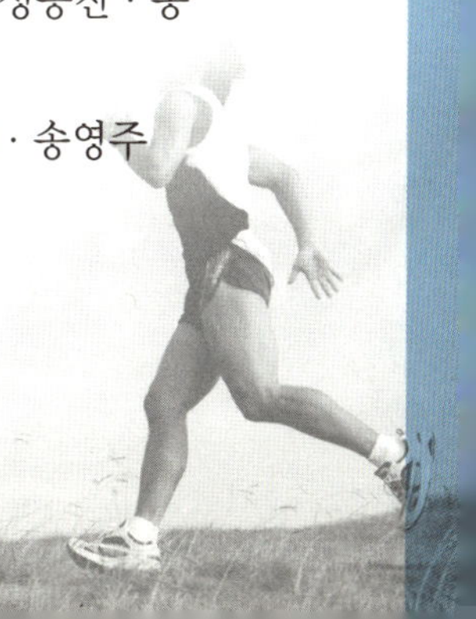

175) 노인병학. 대한노인병학회 저. 의학출판사. 2005.
176) 운동지도사 연수교재(2판). 한국운동지도협회 교육위원회 저. 고려의학. 2005.
177) 운동처방론. 성동진 저. 고려의학. 2005.
178) 질환별 운동처방. 성동진 저. 고려의학. 2005.
179) 호흡기학. 서울대의과대학 저. 서울대출판부. 2005.
180) 정형외과학(6판). 대한정형외과학회 저. 최신의학사. 2006.
181) 운동지도사 매뉴얼. 성동진 저. 고려의학. 2007.
182) 임상심장학(2판). 이원로, 서정돈 저. 고려의학. 2007.
183) 뇌경색 후유증을 완전히 극복한 운동요법. 성동진 역. 고려의학. 2008.
184) 임상비만학(3판). 대한비만학회 저. 고려의학. 2008.
185) 간추린 재활의학. 김응수 저. 영문출판사. 2009.
186) 고혈압. 대한고혈압학회 저. 대한의학서적. 2009.
187) 고혈압진료매뉴얼. 이방헌 저. 대한의학서적. 2009.
188) 그림과 사진으로 배우는 근육학. 강재영 저. 한솔의학. 2009.
189) 운동처방론과 스포츠 영양학을 기초로 한 비만운동처방론. 성동진 저. 고려의학. 2009.
190) 순환기학. 최윤식 저. 일조각. 2010.

※ 민간자격국가공인시의 운동지도사 검정 과목안(예)

1. 일반운동지도사 자격등급별 예정 검정과목(안)

자격종목	등급	검정방법	검정 과목(분야 또는 영역)
일반운동 운동지도사	1급	필기 (객관식, 주관식 혼합형) 시험	운동처방론, 건강관리, 발육발달론, 운동심리학, 운동지도 방법론, 운동부하검사, 질환별 후유증을 극복하기 위한 운동지도 방법, 해부생리학, 운동과 영양, 헬스운동지도, 동통의학, 운동지도안작성법.
	2급		운동처방론, 비만운동지도, 운동지도시스템, 운동능력 검사이론, 운동능력검사실습(체력검사), 운동지도안 작성법, 근육 및 호흡순환과 운동, 응급의학, 스트레칭이론과 실기, 고혈압과 운동, 당뇨병과 운동.

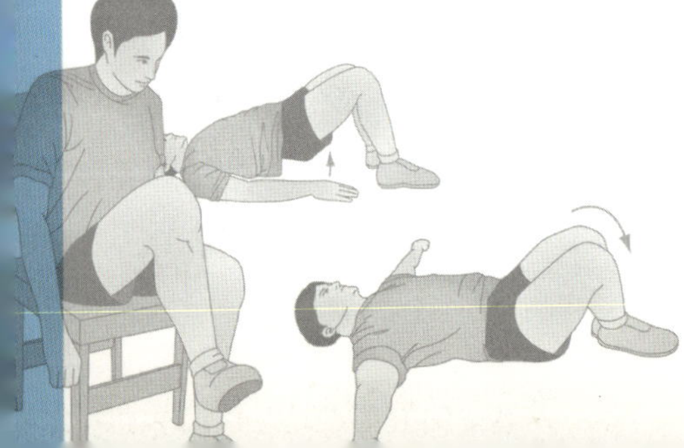

2. 노인운동지도사 자격등급별 예정 검정과목(안)

자격종목	등급	검정방법	검정 과목(분야 또는 영역)
노인운동지도사 (ACTIVE AGEING INSTRUCTOR)	1급	필기(객관식, 주관식) 실기 혼합형	Co-Medical 관계자를 위한 운동지도안 작성법, 운동장애예방을 위한 운동지도론, 운동처방론, 심폐소생술, 노인체력운동처방, 운동과 영양, 노인운동 생리학, 응급처치, 운동지도안 작성법, 운동부하검사.
	2급		고령자 신체활동 프로그램, 해부생리학, 요실금과 운동, 운동처방론, 운동지도시스템, 신체적의존형 운동지도 실습, 스트레칭 체조, 건강증진체조, 운동능력검사, 운동지도안 작성법.

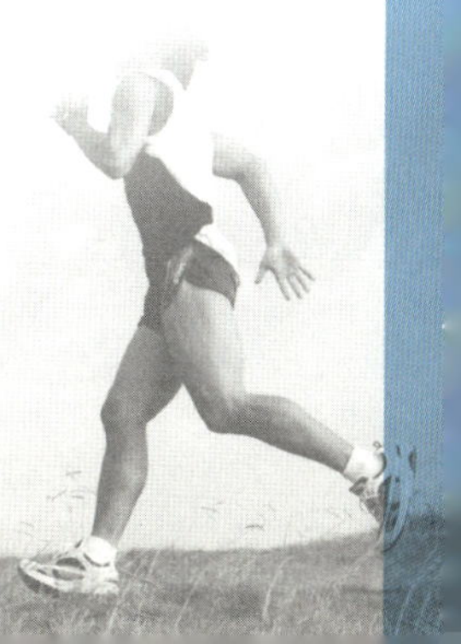

Co-medical

관계자를 위한 운동처방, 운동지도안 매뉴얼

찾아보기

ㄱ

ㄴ

ㄷ

ㄹ

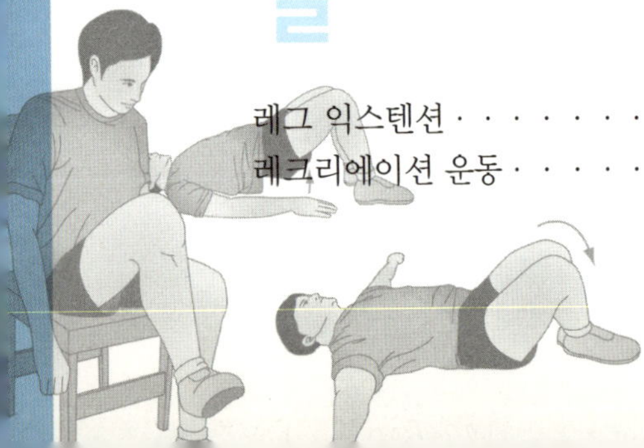

ㅁ

ㅂ

ㅅ

ㅇ

ㅈ

ㅊ

ㅌ

ㅍ

ㅎ

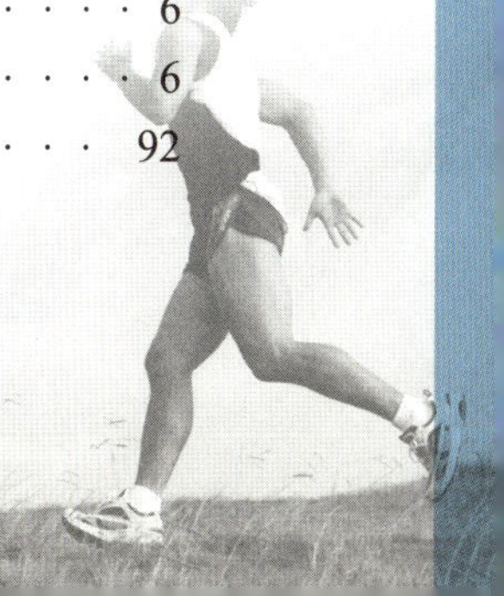

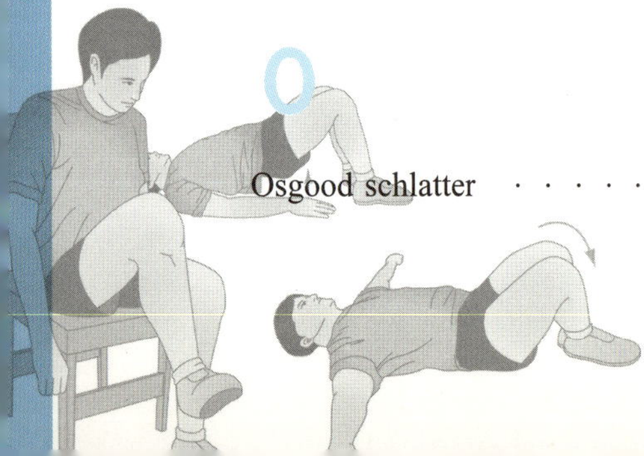

Co-medical 관계자를 위한 운동처방,
운동지도안 매뉴얼

정가 15,000원

ISDN 978-89-7043-772-9

2010년 8월 15일 1판 인 쇄
2010년 8월 20일 1판 발 행

저 자 : 성 동 진
발 행 자 : 최 병 진

발 행 처 : 도서출판 **고 려 의 학**
(136-821) 서울 성북구 성북동 115-24 보문빌딩 3층
Tel. 765-0333, 0337
Fax. 743-2288
등록번호 : 제 1-519호 1978. 6. 29.